中国体育博士文丛

我国中小学生体质下降及其社会成因研究

马思远　著

北京体育大学出版社

策划编辑　秦德斌
责任编辑　秦德斌
审稿编辑　苏丽敏
责任校对　成昱臻
版式设计　博文宏图

图书在版编目（CIP）数据

我国中小学生体质下降及其社会成因研究/马思远著．
－－北京：北京体育大学出版社，2017.6
ISBN 978－7－5644－2612－5

Ⅰ．①我…　Ⅱ．①马…　Ⅲ．①中小学生－体质－研究
－中国　Ⅳ．①R194.3

中国版本图书馆 CIP 数据核字（2017）第 147480 号

我国中小学生体质下降及其社会成因研究

马思远　著

出　　版	北京体育大学出版社
地　　址	北京海淀区信息路 48 号
邮　　编	100084
邮 购 部	北京体育大学出版社读者服务部 010－62989432
发 行 部	010－62989320
网　　址	http：//cbs.bsu.edu.cn
印　　刷	北京京华虎彩印刷有限公司
开　　本	787 毫米×1092 毫米　1/16
成品尺寸	235 毫米×157 毫米
印　　张	10
字　　数	139 千字

2017 年 7 月第 1 版第 1 次印刷
定　价　39.00 元
（本书因印制装订质量不合格本社发行部负责调换）

序

三十多年来，中国体育遭遇两件犯难的事情：一件是中国足球的屡战屡败又屡败屡战，另一件是中小学生的体质状况持续下降。

足球的事，让人棘手；身体的事，叫人揪心。

这两桩事似乎并不相关，但其中还是存有深刻的内在联系。在一个亿万中小学生身体状况节节下降的社会，要想找出 11 名称职的球员还真不是一件易事；如果看到国足比赛人们就咬牙切齿关电视机，又如何激发孩子们去热爱体育运动？

足球的事似乎可以关起门来讨论，为应付舆论质疑，不断拿出新方案，不断更换球员和教练，总可给人一点希望。而学生体质的问题就不那么简单，体育部门说，这是学校片面追求升学率闹的，与体育无关；教育部门说，这是人口政策出了问题，学校教育被家长绑架；家长说，孩子考不上大学，身体再好又有何用？

于是，就有人提出了一个著名的天问：解决中国足球与教育（包括身体教育）这两个改革问题，哪个更难？

就在众说纷纭莫衷一是之际，思远为博士论文开题来走访我，于是我就将这样一个有争议的话题提给他。他采纳了，便以《我国中小学生体质下降及其社会成因研究》为题完成了他的博士论文。

他揭示的这一学生体质下降的社会现象今天依然令人不安。他使用了这样的话语：中小学生体质的重要性，下降的普遍性、严重性、危害性，扭转其下降的紧迫性，而国家公布其调查结果的局限性、滞后性，以及对其下降研究的不系统性等，都表达了他的关切和无奈。

作者的无奈源自实际数据的无情：自1985—2014年的30年中，我国中小学生主要体质指标只有如50米、仰卧起坐出现止跌略有回升的迹象，但从总体趋势来看，反映其耐力、速度、爆发力和力量的身体素质指标和肺活量机能指标均呈下降趋势，其中反映学生的耐力和力量体质指标呈现严重下降趋势；反映其视力、肥胖和超重的健康指标检出率均呈逐年严重上升的趋势，超过WHO公布10%的"安全临界点"；2014年城市高中学生视力不良检出率均值，竟高达86.38%。

2014年监测所得数据是最近的一批数据。自1985年以来，我国曾采取了诸如体育课程标准改革（2002年）、全国亿万学生阳光体育运动（2006年）等多项全国性的活动，2007年中共中央、国务院强力颁布了《关于加强青少年体育，增强青少年体质的意见》，但至今仍然收效甚微。

冰冻三尺非一日之寒，对这个多因结出的多果，作者对各种来自社会与家庭，卫生与体育，教师与学生，文化与教育的各种因素，做了详尽的综合性探讨。并在此基础上提出了相应的建议：把解决学生体质问题上升到国家战略高度，调动政府与社会的更多资源和力量来解决学生体质下降问题，为国家发展、民族强盛奠定坚实的素质基础。尽快建立教育行政领导问责制，建立家庭、学校、社会三位一体的全民健身体系，制订《国家青少年学生体能干预标准》等措施。

作者还对国家公布学生体质调查结果的局限性、模糊性和延迟性，以及对学生体质下降研究的局限性等现象，提出了质疑。

作者也对较为繁杂的统计数据的分类、整合提出了建议，还呼吁要对统计数据的定性表述的规范化做出厘定，以求对中小学生体质现状与趋势的表述更有可比性，更加科学、准确。

是为序。

卢元镇

2017年5月5日于北京容笑斋

摘　要

　　基于我国中小学生体质的重要性，其下降的严重性、危害性，扭转其下降的紧迫性和艰巨性，国家公布其调查结果的滞后性，以及对其下降研究的不系统性和局限性，本研究以我国政治、经济和教育发展为背景，运用文献资料法、调查法、历史研究法、定量和定性分析法等研究方法，借助多种学科理论，对我国中小学生体质下降及其社会成因进行研究，结论如下。

　　一、综合分析 1985—2014 年中小学生主要体质指标呈现以下特征：（1）部分体质指标如肺活量、50 米跑和仰卧起坐出现止跌略有回升的迹象。但从学生体质 30 年发展总体趋势来看，反映其耐力、速度、爆发力和力量的身体素质指标和肺活量机能指标均呈下降趋势，其中反映学生的耐力和力量体质指标呈现严重下降趋势；（2）反映其视力、肥胖和超重的健康指标检出率均呈逐年严重上升的趋势，其中，城市 7 ~ 18 岁男生 2005 年、2010 年和 2014 年 3 次肥胖检出率的均值分别为：11.39%、13.33% 和 11.08%，均超过 WHO 公布 10% 的"安全临界点"，2014 年城市高中学生视力不良检出率均值高达 86.38%，且向低龄化发展。

　　二、学生肺活量和身体素质指标 1985—1995 年呈上升趋势，之后呈下降趋势，主要因为：经济发展，学生营养逐步改善和快节奏的生活方式尚未形成；学校重视体质教育和业余体育训练，体育教师积极性高；第一代独生子女刚入学，应试教育激烈竞争程度还不高，学生学习压力较小和群众性体育活动开展较好等多种因素相互叠加，形成正面的耦合效应，有效促进学生体质健康。1995 年之后各种因素形成负面的耦合效应，导致学生体质下降。

三、体育教师的能动性，对执行体育教学大纲，开展体育教学，降低体育安全风险和减轻学生学业负担起着积极作用。而体育教学大纲、体育教学质量、体育安全问题和应试教育对体育教师又能产生：指导其体育教学，衡量并督促其体育工作，影响其能动性发挥，边缘化其教育地位。这些因素相互影响和制约，共同作用于学生体质，影响其健康。

四、经济快速发展，不仅使学生营养充足，导致超重和肥胖现象，也加速生活方式的变迁，形成快节奏的生活方式。为解决经济发展与人口增长之间的矛盾，实行独生子女与经济发展政策也产生一些负面效应：不良的生活方式，不健康的饮食环境和观念，学生体质教育的困境等。这些不良因素形成叠加效应，加剧对学生体质的影响。

五、经济建设取得巨大成就和精神文化建设相对缺失，社会过分追求经济效应，形成急功近利等不良氛围，扭曲了人们的价值观、人才观、教育观和道德观，这些影响折射到教育环境中，加剧学生学习、升学和就业的压力；折射到体育管理环境中，产生有令不行、行而无果的尴尬现状，导致学生体质下降，形成如今的困局。

关键词：中小学生；体质下降；社会成因

目　录

第一章 绪 论

第一节 研究背景与意义

一、研究背景

青少年学生是祖国的未来、民族的希望。一百多年前,百日维新失败后,反思改革失败的梁启超在《少年中国说》中就论述过青少年对国富民强的重要意义。由于晚清政府的腐败,民国政府的无能,民不聊生的中国人民因为体质羸弱,被西方列强蔑称为"东亚病夫"。1949 年新中国成立,开创了中国历史的新纪元。60 多年来,在中国共产党的正确领导下,我国社会主义建设取得了举世瞩目的伟大成就,政治、经济、教育都得到了前所未有的发展,尤其是国民经济的发展,使人民生活水平和生活质量逐步提高。[1]从理论上讲,社会经济发展和生活质量改善,国民的体质理应得到提高,尤其是处于生长发育快速和关键时期的青少年体质更应该得到提高,但事与愿违。我国从1978—1980 年首次对青少年、儿童身体形态、机能、素质的调查研究,初步了解我国青少年、儿童的体质状况、特点及其某些规律。从1985—2005 年国民体质监测,共经过 5 次学生体质调查研究,其结果是我国中小学生体质健康状况连续 20 多年来,除了个别年龄段外,绝

---

[1] 李晋裕,等主编. 学校体育史 [M]. 海口:海南出版社,2000:1.

大多数反映心血管系统机能的耐力素质，以及柔韧、速度和力量素质快速下降。正如2006年12月23日，陈至立在全国学校体育工作会议上做关于"切实加强学校体育工作，促进广大青少年全面健康成长"的讲话中所说："我们必须清醒地看到，青少年的身体素质和健康仍然面临着严峻的挑战，体质监测数据表明，尽管青少年的营养水平和形态发育水平不断提高，但青少年学生的部分体能素质指标近20年来持续下降；超肥胖学生的比例迅速增加，城市中超重与肥胖的男生已接近了四分之一；中学生的视力不良率已经超过了三分之二，大学生的视力不良率高达83%；在2005年高校招生中，有85%的考生报考专业受限；在近二年的征兵工作中，有63.7%的高中毕业生因体检不合格被淘汰。这些数据给我们以强烈的警示。"[1]为此，2007年5月7日中共中央国务院《关于加强青少年体育，增强青少年体质的意见》（以下简称"中共中央〔2007〕7号文件"）中强调：近期体质健康监测表明，青少年耐力、力量、速度等体能指标持续下降，视力不良率居高不下，城市超重和肥胖青少年的比例明显增加，部分农村青少年营养状况亟待改善。这些问题如不切实加以解决，将严重影响青少年的健康成长，乃至影响国家和民族的未来。[2]

中共中央〔2007〕7号文件号称中央给教育部扭转学生体质下降的"尚方宝剑"。然而情况又怎么样呢？2010年教体艺〔2011〕4号文件公布"2010年全国学生体质与健康调研结果公告"出现："肺活量出现上升拐点""身体素质下滑趋势得到遏制""爆发力出现好转"等结论，这些结论仅仅是基于2005年调研结果比较得出的，具有较大的局限性。从研究科学性而言，仅从一个基准点比较运用所谓的"拐点""遏制""好转"等词语，未免有些武断。从《2014年中国学生体制与健康调研报告》的相关数据获悉：学生耐力（50×8米、1000米和800

---

〔1〕 陈至立. 切实加强学校体育工作 促进广大青少年全面健康成长〔R〕. 在全国学校体育工作会议上的讲话，2006－12－23.

〔2〕 中共中央国务院. 关于加强青少年体育增强青少年体质的意见〔S〕. 2007－05－07.

米)、力量(斜体、引体)素质持续下降,爆发力(50 米跑、立定跳远)不同年龄、性别有下降放缓也有继续下降,超重、肥胖检出率总体继续上升,但上升幅度放缓,视力不良检出率居高不下,还有进一步恶化的趋势等。由此表明,2010 年全国学生体质监测结论是牵强武断的。由此看来,即使有了"尚方宝剑"也难以扭转学生体质下降的趋势。

学生体质下降的严重性从国务委员陈至立的报告可见一斑,扭转学生体质下降的紧迫性从中共中央〔2007〕7 号文件不难看出,然而,就是在这样的情况和形势下,学生体质监测工作有两个方面令人费解。一是每次学生检测公布的结果仅是与上一次比较得出的结论,如此重大的事件,后果如此严重,却不能从纵向全局考虑,未免会"一叶障目",产生误判,让严重后果进一步恶化;另一个是,学生体质监测结果公布时间。从参与体质监测专家获悉,每一次体质监测都是年初布置工作任务,约半年(每个省市监测时间略有差别)监测完毕,一般 10 月份完成所有监测任务,最迟也不会拖到 11 月份。这从 2005 年学生体质监测结果公告时间(2005 年 12 月 12 日)可以说明,然而,除了 2005 年外,2000 年学生体质监测公报是 2001 年 10 月 25 日,2010 年学生体质监测公报是 2011 年 9 月 2 日,2014 年学生体质监测公报是 2015 年 11 月 25 日,由此可以看出,监测结果公布基本都是滞后一年时间。信息网络时代,统测是极具效率的事,而我们的结果公告要滞后一年,不禁让人责问其反馈重大社会问题的时效性!

增强中小学生体质,促进他们健康成长,是关系国家和民族未来的大事。然而,20 多年前,学生体质下降初显症候的时候,有人认为这是偶然现象,甚至当年的全国学生体质调查结果也被曲解,掩盖事态发展的严重性。[1]时至今日,尽管党和国家领导历来都非常重视青少年体质健康,中共中央、国务院、教育部等采取一系列相应的措施,专家、学者也纷纷出谋划策、集思广益,但收效甚微,仍然没有阻止

---

〔1〕卢元镇. 当今学校体育中的几个理论与实践问题〔J〕. 吉林体育学院学报,2009(5)1-6.

学生体质持续下降的事实。

二、研究意义

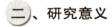

　　中小学生正值身心健康和各项身体素质发展的关键时期，其体质健康水平不仅关系个人的成长和家庭的幸福，而且也关系整个民族身体素质和人才的培养质量。然而，作为祖国的未来，民族的希望的青少年学生体质近20年来出现严重问题。2008年5月8日，中共中央政治局委员、国务委员刘延东在迎奥运全国亿万学生阳光体育运动推进会上的讲话强调[1]：增强青少年体质、促进青少年健康成长是关系国家和民族未来的大事，要进一步增强做好青少年体育工作的紧迫感和使命感。这项工作具有极大的紧迫性，要深刻认识这项工作具有极强的现实针对性，目前，突出的是不少青少年身体素质下降，必须引起高度重视，采取切实措施尽快扭转，这个问题刻不容缓。她在讲话中使用了一连串令人震惊的措辞："极大的紧迫感""极强的现实针对性""高度重视""尽快扭转""刻不容缓"等，可见青少年体质下降问题的严重性和紧迫性。"中共中央〔2007〕7号文件"提出："通过5年左右的时间，使我国青少年普遍达到国家体质健康的基本要求，耐力、力量、速度等体能素质明显提高，营养不良、肥胖和近视的发生率明显下降。"但从2010年全国学生体质与健康调研结果看，"中共中央〔2007〕7号文件"的两个"明显"一个也不可能实现，可见扭转中小学生体质下降趋势的艰巨性和中共中央文件得不到卓有成效落实的尴尬境地。

　　中小学生体质，尤其是中小学生的素质指标和某些机能、健康指标下降是一个严重的事实。然而，历年国家向社会公布的全国学生体质与健康调研状况，都是与上一次体质与健康调查情况比较得出的结

---

　　〔1〕刘延东.在迎奥运全国亿万学生阳光体育运动推进会上的讲话〔R〕，2008－05－08.

果。如 2010 年全国学生体质与调查向社会公布的结果[1]是："中小学生肺活量水平出现上升拐点""中小学生身体素质下滑趋势开始得到遏制：爆发力素质（立定跳远）出现'好转'，柔韧素质（坐位体前屈）出现'好转'，耐力素质显现止'跌'，力量素质（握力）继续提高"等。这种比较得出的结果不利于社会对学生体质的实际情况做出正确的基本判断，具有明显的局限性、模糊性和失真性。正因为如此，有必要对 1985—2014 年学生的主要体质指标做一个较为全面的纵向比较分析，旨在厘清历年学生体质下降的实际情况以及 2014 年全国学生体质状况的"肺活量出现上升拐点""身体素质下滑趋势得到遏制""爆发力出现好转""力量素质继续提高"在整体中小学生体质下降趋势中的实际位置。这一点笔者认为具有重要的现实意义。

研究学生体质下降问题，除了历年全国学生体质与健康调查组、各省对学生体质下降做调查分析外，还有很多相关的文章。通过文献资料研究发现，这些研究绝大部分都是从某一个具体视角分析学生体质下降的原因，这明显具有局限性。很显然，学生体质下降问题不仅仅是某些因素造成的，它是多因多果中的一果。针对这样的事实，仅从一些微观视角的研究已经很难科学提出解决学生体质下降问题的对策和建议了。鉴于此，笔者把研究学生体质下降问题上升到一个大的社会概念下，从教育因素、社会因素、管理因素的综合视角，较为宏观地分析学生体质下降的形成原因，这对解决问题，将具有理论意义和实际意义。

综上分析，基于学生体质的重要性，学校体质下降的普遍性、严重性、危害性，扭转学生体质下降的紧迫性、艰巨性，国家公布学生体质调查结果的局限性、模糊性和不及时性以及对学生体质下降研究的局限性，所以本研究具有重要的现实和理论意义。

---

〔1〕 教育部.2010 年全国学生体质与健康调查结果［R］.2011－09－02.

第二节　文献综述

一、体质概念的研究

我国古代就对体质有过完整的阐述，古汉语中，"质"的含义是"体也、实也、朴也""凡物类之本体曰为质"。古代所说的"体质丰伟"，实际上就是指身体实质强健。现代的"增强体质"更完整地体现了汉语中的"体质"本义，即体质是身体的实质。[1]

在我国，体质这一概念是新中国成立后开始使用，它既反映着人体生命活动水平，也反映着人体的身体运动水平。自 1979 年起，我国有关学生体质研究的专家和机构对"体质"的概念进行了深入的研究和探讨，并在其理论基础方面取得比较一致的认识。中国体育科学学会体质研究分会编写的《实用体质学》及国家教委重点课题《学校体育大辞典》是这方面的代表作。其中对"体质"的概念做了如下界定：

体质反映人体质量的高低。它是人体在先天的遗传和后天的获得性基础上所表现出来的形态结构、生理功能、心理因素、身体素质、运动能力等方面综合的、相对稳定的特征，具体包括 5 个方面：（1）身体形态发育水平，即体格、体型、姿态、营养状况以及身体成分；（2）人体生理功能水平，即机体新陈代谢水平与各器官系统达到工作效能；（3）身体素质和运动能力发展水平，即速度、力量、弹跳、灵敏、协调、柔韧、耐力等素质以及走、跑、跳、投、攀、爬、负重等身体活动能力；（4）心理素质发展水平，即人体本体感知能力、个性特征、意志品质等；（5）对外界环境的适应能力，即对不利因素和环

---

[1]　刘国洪．体育锻炼与体质 [J]．梧州师范高等专科学校学报，2005，21（3）：65.

境变化影响的应激调节能力和对各种疾病的抵抗能力。[1]

除了体育界对体质进行了深入的研究外，在中医学界，"体质"也是重要的概念。目前最具代表性的定义有二个，一个是由上海中医大学匡调元教授所下的定义：体质是人群及人群中的个体在遗传的基础上，在环境的影响下，在其生长、发育和衰老的过程中形成的机能、结构与代谢上相对稳定的特殊状态。这种特殊的状态往往决定着他对某些致病因素的易感性及其所产生的病变类型的倾向性。[2]二是《中医体质学》中王奇教授所下的定义：体质是个体生命过程中，在先天遗传和后天获得的基础上表现出来的形态结构、生理机能和心理状态方面的综合的、相对稳定的特质。[3]

目前，国际上并没有完全与我国的体质研究领域对等的体质的概念，但就研究内容和目的而言，欧美国家关于 physical fitness 或 fitness，日本的体力，我国港澳台地区的体能的概念基本与我国的体质说相对应。

美国体育教育研究会把 physical fitness 定义为："有能力完成比较繁重和紧张的日常工作而不感到过度疲劳，有足够的活力进行休闲享受的追求，当遇到紧急情况时能够以高水平的能力加以应对。" 1996年，美国健康与公民服务部、美国疾病预防和控制中心、慢性疾病和健康促进国家中心、美国总统体质委员会（fitness）和体育委员会联合发布了《体力活动与健康》一书，该书首次以宣言的形式号召民众为了促进健康，积极参加各种体力活动。在该书中，对 physical fitness 的定义同美国体育教育研究会的定义基本相同。该书同时指出：physical fitness 包括心肺耐力、肌肉耐力、肌肉力量、肌肉做功速度、速度、柔韧、灵敏、平衡、反应时和身体成分。由于以上这些 fitness 的成分对

---

〔1〕 中国国民体质监测系统课题组，国家体育总局科教司主编. 中国国民体质监测系统的研究 [M]，北京：北京体育大学出版社，2008，8（27）.

〔2〕 匡调元. 人体体质学 [M]. 上海：上海中医学院出版社，1991，3.

〔3〕 王琦. 中医体质学 [M]. 北京：中国医药科技出版社，1995.

于健康和运动能力的贡献不一，所以通常又把这些因素划分为与健康相关的 fitness（health – related fitness）和与运动能力相关的 fitness（sport – related fitness）。[1]

欧盟委员会对 physical fitness 的定义是："能够满意地完成身体活动的能力"。该委员会指出，以往 physical fitness 通常是指运动员或竞技体育中的运动能力，但目前从更一般意义上讲，physical fitness 是指一个人完成工作、日常活动和积极享受休闲时光所需要的肌肉工作能力。对于发达国家人民生活水平越来越高、肌肉活动越来越少的情况，更加强调增加以肌肉收缩为特点的体力活动的重要性。从这个意义上讲，体质（physical fitness）主要是指有足够的能力承受身体负荷而不会过度疲劳的能力。对于与健康相关的体质，欧盟委员会的解释为：与健康相关的体质从宽泛的意义上讲，是得到良好健康所需要的一整套的能力，这种能力是个人特征和个人能力的结合，个人特征一般由遗传所决定，个人能力则是指个人完成肌肉运动所具有的竞争力，从与健康相关的体质内容而言，个人特征和个人能力均非常重要。虽然个人特征也会因为体力活动或运动训练而发生适应性改变，但个人能力通常会对体力活动产生更为敏感的变化。因此，当涉及与健康相关的体质进行评价时，个人能力的评价显然更有意义。与健康相关的 fitness 因素包括心肺健康、肌肉力量和耐力、身体成分、柔韧性，这四方面对健康各自构成独立的影响因素。[2]

对体质的研究，日本起步较早，并且研究学者众多。因此对体质这一概念的解释也内涵丰富、多种多样。在日语中使用的是"体力"这一用语，意思相当于我国目前使用的体质概念。日本对这一概念的解释虽然多种多样，但并没有一个代表性的概念。从总体上可分为广义和狭义二种。广义的体质分为：防卫体质，是指作为一种生命基础

〔1〕 林静，王建雄．美国体质研究发展的若干问题讨论〔J〕．天津体育学院学报，1997（9）：3.

〔2〕 薛玉佩．欧盟国家增进学生体质健康的举措及其启示〔J〕．中国校外教育，2010，8.

的体质，即抵御外界刺激、维持健康的能力，如对于病原菌，异常环境等的抵抗力等，如果以生存为前提来考虑的话，防卫体质是体质中的基础体质；行动体质，是指作为活动基础的体质，即随着环境的变化，克服因作业、运动所产生的刺激生存下去的能力。[1]

我国港澳台地区对体质的定义主要学习欧美国家，他们通常用适能或体适能代表体质。港澳台学者认为：适能就是指身体对外界环境的适应能力。完整的适能包括身体适能（physical fitness）和心理适能（psychological fitness）两部分。身体适能（physical fitness）简称体适能，又可以分为两大类范围：健康相关的体适能（health – related physical fitness）和竞技运动相关的体适能（sports – related physical fitness）。拥有良好的健康相关的体适能可让人体应付日常工作、余暇活动以及突发事件。竞技相关的体适能可以增加运动员运动表现和成绩，如爆发力、速度、灵敏、反应时等。与健康相关的体适能是每一位人士都需要的，它包含的 5 个基本要素分别为：心肺耐力、肌肉力量和肌肉耐力、身体成分、柔韧性和神经肌肉松弛。[2]

从以上的表述来看，我国体质概括为人的特点或状态，是基于运动学及生物学理论基础而提出的概念。即体质是在先天遗传和后天环境影响下，在生长、发育和衰老过程中逐渐形成的身心两方面相对稳定的特质。但在可操作层面上，体质的测试指标目前只有反映形态、机能及素质指标，缺乏心理及适应能力的指标，这应在今后的研究中逐步增强，以丰富体质的理论及实践研究。日本与我国对体质的理解大致相同，认为体质是身体因素与精神因素的综合。我国港澳台地区对体质的理解主要受欧美国家的影响，通常用适能或体适能代表体质，即认为适能就是指身体对外界环境的适应能力。这与欧美国家的 Physical Fitness 概念相同，它与人们的工作效率、享受休闲时光与健康、预

---

〔1〕 吴萍. 中外国民体质研究的历史、现状及展望 [J]. 沈阳体育学院学报，2009，6.

〔2〕 刘励. 儿童青少年体质健康的综合评价及其影响因素研究 [D]. 华中科技大学，博士论文，2009.

防运动不足导致的机能减退、机体应激能力有关，支撑着整个生活质量（quality of life）。

二、国外对学生体质的研究

随着经济的快速发展和物质文化生活的丰富，各种各样的文明病也随之而来，人类的健康受到前所未有的威胁，于是健康成为世界各国关注的焦点。作为衡量健康的重要内容——体质，必然受到人们的关注。很多国家都想通过体质研究来解决国民健康的问题。如美国和日本，在19世纪末就以学生体质测试率先进行了科学研究，经过一个多世纪的发展，各个国家的体质研究均呈现各自的特点和较为相同的发展趋势，从体质概念、体质评价内容、体质测试指标变更等，直到学校体育改革以及全民健身计划的开展和实施等都表现出各自的特点。

（一）美国对学生体质的研究

美国是科学技术和经济最为发达的国家，同时也是最早重视国民体质研究的国家之一。美国的体质研究围绕和结合学校体育课程，在各个州、各个学校都实施、开展具有地方特色的健身计划，以推进国民体质健康。其研究大致分为3个阶段[1]。

第一阶段（1958年以前）：引起重视阶段。早在19世纪80年代后期，美国就有不少学校进行了Fitness Test的测试，但最引起重视的是1954年Krus采用的Krus – Weber测试，出现令艾森豪威尔总统震惊的体质报告，随后就成立了青年体质总统委员会（后来更名为体质与运动委员会）。1958年由各组织联盟共同设计了7项运动指标：50码跑、600码跑、垒球掷远、立定跳远、引体向上、往返跑、仰卧起坐，对全国青少年的体质状况进行普查。同时，在全国范围内，相应的测试指标和锻炼标准的研究也开始启动。

---

[1] 刘星亮. 健康概论［M］. 武汉：中国地质大学出版社，2010，6.

第二阶段（1959—1985 年）：争鸣阶段。1958 年之后，于 1965 年、1975 年进行了全国体质状况的普查。在此期间，相应机构对体质研究的定义、内容、指标设置等都进行了争论。通过争论，美国体育、卫生、娱乐、舞蹈联合会最后对 Fitness 关键词作了新的解释，并对测试指标进行了较为合理的修订，于 1985 年将立定跳远和 50 米冲刺跑项目删除，最后将指标定为 1 分钟跑或 9 分钟跑、直腿坐位体前屈、三头肌、肩胛下肌和仰卧起坐测定 4 项。在 1980 年公布了"有关增强体质与预防疾病的国家标准"。1985 年，体质与运动委员会在联邦健康部门的资助下，对全国学校人口体质进行了普查。以后每 10 年就对青少年的体质进行一次普查。

第三阶段（1985 年以后）：规划发展目标阶段。1985 年之后，美国开始制定体质健康发展目标，并于 1988 年推行了新的《最佳健康计划》，其测试项目为：1 分钟跑或走——心肺功能；皮脂厚度、坐位体前屈——柔软；身体密度指数——肥胖等；引体向上——肌肉的力量和耐力。1990 年又提出一项"2000 年健康人"的十年规划，作为倡导国民锻炼，以期实现提高国民体质水平的目的。

（二）日本对学生体质的研究

对青少年儿童体质调研资料最全的国家是日本，他们把体质称之为体力。从 1898 年以来，他们积累了丰富的青少年儿童生长发育的全部资料，其研究突出地反映了日本不同时期的政治和经济环境。其研究分也为三个阶段[1]。

第一阶段（1945 年以前）：战前酝酿阶段。日本在 1879 年，就对部分学生身体活动能力进行了调查，检测了体重、身高、上臂围、下肢围、胸围、肺活量、握力、饮食量等 8 项指标，以后又增加了悬垂屈臂以及疾病状况的检查。为了战争，1939 年日本进行了历史上最大规模的国民体质测定，以期实现对外扩张的目的。

---

〔1〕 于可红，母顺碧．中国、美国、日本体育研究比较［J］．体育科学，2004，7.

第二阶段（1945—1960年）：战后调整阶段。日本在战争失败之后，为恢复国民体质健康，分别于1949年、1952年、1953年、1954年、1957年、1959年对8~18岁男女青少年进行了跑、跳、投、悬垂及灵活性的"体力测定"。

第三阶段（1960年以后）：快速发展与改革完善阶段。从20世纪70年代开始，随着经济的突飞猛进和科技水平的不断提高，日本社会向着国际化、信息化、多样化方向发展，国民的身心健康也受到一定程度的影响，而先进的科技水平也为国民体力的研究和学校体育的变革提供了充分的条件。1963年日本文部省对6~9岁学生颁布了《小学低中年级运动能力测验实施要案》后，1964年又开始为10~29岁的小学高年级、初中、高中、中等专业学校、短期大学、大学和劳动青年颁布了运动测验实施要案，规定10~29岁的青少年必须进行"运动能力测试"和"体力诊断测试"。1967年，对30~59岁壮年进行体力测定，每年5~6月份在全国范围内对国民进行统一的体力测定，由文部省提出年度的《体力、运动能力报告书》，公布全国体力测定的结果和概况。于1999年施行了新的测试指标。新的测试指标与旧的测试指标相比有3个方面的变化：（1）减少了测定指标数量；（2）设置了各年龄组通用测定指标；（3）重新划分了年龄组，分为小学、中学、20~64岁、65~79岁共4段，加大了低年龄段指标测量跨度。

（三）欧洲对学生体质研究

欧洲各国测定人体体质的方法很多，1978年由欧洲各国签订了采用统一测定标准的协议，并开始了相关的研究工作，1986年整个研究工作结束，出版了《体质测试指南》。与此同时，成立了名为"尤罗菲特"的委员会，主要任务是协调各国学生体质的测试工作，检查和比较他们的评定结果，并对他们的测试工作和评定结果提出建议。[1]

从以上各国对学生体质研究概况来看，学生体质研究是国民体质研究的重要组成部分。且各国都十分重视学生体质的研究，因为学生是一个国家、民族的未来和希望，研究它对提高国民素质，制定国民素质发展计划具有重要意义。

三、国内对中小学生体质的研究

我国的学生体质研究起步于改革开放之后，是由体质研究的实践到理论，再从理论到实践，并且实践多于理论发展起来的。如今学生体质研究在社会发展和促进国民健康中正发挥着越来越大的作用。我国 1975 年首次做过 9 城市儿童体格发育调研[1]，真正意义上的体质研究始于 1979 年，由国家体委牵头，会同教育部、卫生部共同领导与组织的 16 省市参加的"中国青少年儿童身体形态、机能与素质调查研究"。[2]这次调研是我国首次大规模的儿童青少年的体质调研，取得了重大而非常有价值的研究成果。在此基础上，中国体育科学学会于 1981 年正式成立体质研究分会，标志着我国体质研究学科的确立，体质研究也由此步入正轨。而后，作为一个独立的学科，1982 年召开的体质研究研讨会确立了体质的定义，才将体质研究上升到理论高度并逐渐形成了一套理论体系。

本综述以"中小学生体质"为主题词，通过中国学术期刊网络出版总库搜集 444 篇，中国博士学位论文全文数据库为 8 篇，中国硕士学位论文全文数据库为 105 篇，中国重要会议全文数据库为 56 篇，中国重要报纸全文数据库为 56 篇，这些研究主要集中在 2000 年后。为了对国内中小学生体质研究内容进行全面而合理的综述，现分为如下三大类：即学生体质现状调查，影响学生体质下降因素和解决学生体质下降对策的研究进行综述。

---

〔1〕 于道中．中国体质研究工作发展概况［J］．体育科学，1995，15（3）：43.
〔2〕 李晋裕，等．学校体育史［M］．海口：海南出版社，2000：128.

（一）对中小学生体质现状的调查研究

国内对中小学生体质现状进行调查研究数量最多，大多数文章是基于 1979 年、1985 年、1991 年、1995 年、2000 年、2005 年和 2010 年七次全国学生体质与健康的调研、监测和 1980 年、1987 年、1991 年为制定《国家体育锻炼标准》而测量的数据资料为依据，并根据不同省市、民族、学生的不同年龄和性别等特点，对以上学生体质资料的相关数据进行纵向的（不同时期）和横向的（不同地域）进行静态的、动态的、比较研究分析。通过中国期刊网和书籍搜集此类文章约 196 篇，其中硕士论文 52 篇，重要会议 14 篇，对学生体质形态、机能、素质等指标进行综合研究数量最多（120 多篇）；对学生形态、机能、素质、健康等指标进行单独调查研究的，以对学生体质的形态指标研究最多（60 多篇），对学生机能、素质、健康指标的研究较少。为了便于厘清不同省市、地域、民族，学生不同年龄和性别的中小学生体质形成的特点、规律和趋势，本研究按中小学生体质的身体机能、身体形态、身体素质和健康 4 类指标进行综述。

1. 对中小学生身体机能指标的研究

学生身体机能反映学生机体新陈代谢水平与各器官系统达到工作效能的重要指标，是每次学生体质调研、监测必测指标。测量指标包括学生的脉搏、血压、肺活量，从 1991 年开始，增加调查学生的性发育状况。脉搏、血压、肺活量是了解心脏、血管、肺功能发育程度的重要指标。单独研究学生身体机能的文章数量不多，通过期刊网和有关书籍中找到相关文章 20 多篇，主要研究身体机能的年龄特征、地域差异，身体形态、超重、肥胖对青少年心肺及血压的影响。研究内容概括为以下几个方面。

（1）超重、肥胖对青少年心肺功能、血压影响的相关性研究。季成叶对我国学龄儿童青少年血压与超重、肥胖进行了相关性研究，研究表明[1]：超重、肥胖与高血压有高度的相关性，儿童青少年超重、肥胖患病率高的地区，高血压患病率也高。有专家证实，对于肥胖儿童、减重和锻炼对收缩压和舒张压的降低作用优于单纯减重[2]。对于血压的影响因素，除了肥胖之外，还有遗传、饮食生活习惯（如摄盐量）、精神压力、体格发育水平等。在体格发育对血压的影响方面，研究证明：在性别年龄相同的情况下，身材高者收缩压、舒张压均值均高，青春期高血压的突增出现也早，也较早达到成年水平[3]。季成叶等也对超重、肥胖对青少年心肺功能的影响进行了研究[4]。对这方面研究的文章很少，并且这些文章也只是针对肥胖对身体机能的影响进行研究，其他影响因素对身体机能影响的研究很少。

（2）对学生脉搏、血压、肺活量的年龄特征、地域差异的研究。对1979[5]年和1985[6]年调研数据研究表明：①脉搏：脉搏频率随着年龄的增长而逐渐下降，女生高于男生，乡村高于城市，南方高于北方，但在青春发育期脉搏频率没有明显下降趋势。②血压：收缩压、舒张压的均值，也有明显的年龄特点和性别差异，随着年龄增长均值逐年升高，19岁以后基本稳定。男生高于女生，差异显著。19～22岁南北方差异比较，均为北方城乡男女高于南方学生成绩的均值。③肺活量：均值随着年龄增大而加大，但男女每个年龄组增长的速度并不一致。各年龄组肺活量均值始终是男大于女，女19岁、男21岁基本

〔1〕 季成叶. 我国学龄儿童青少年血压与超重和肥胖的相关性研究［J］. 中国学校生，2006，27（8）：652 – 653.

季成叶. 中国血压偏高青少年的地区分布特点和体格发育影响因素分析［J］. 中国学校卫生，1997，18（6）：401 – 403.

〔2〕 谭晖. 运动控制体重对肥胖儿童血压的影响［J］. 中国公共卫生学报，1998，17（2）：84 – 85.

〔3〕 中国学生体质与健康研究组. 1985年中国学生体质与健康研究［M］. 北京：人民教育出版社，1988：466 – 476.

〔4〕 季成叶，林婉生，等. 超重、肥胖对青少年心肺功能的影响［J］. 中国运动医学杂志，1994，13（3）：157 – 161.

〔5〕 中国科学技术情报研究所. 科学技术成果报告［M］. 北京：科学技术文献出版，1982.

〔6〕 中国学生体质与健康研究组. 1985年中国学生体质与健康研究［M］. 北京：人民教育出版社，1988：116 – 143.

趋于稳定。北方城乡男女学生肺活量均值高于南方城乡男女学生均值。

2. 对中小学生身体形态指标的研究

我国大规模的青少年体质监测，身高、体重、肩宽、胸围、骨盆宽这 5 个指标是必测项目，这 5 个指标是反映人体生长发育基本指标，也是体现人体体型特征的重要指标。单独研究青少年身体形态的文章有 60 多篇，主要从以下几个方面进行综述研究。

（1）对学生形态发育地域差异的研究。关于学生生长发育的地域差异研究，特别是对身高地域性差异的研究有很多。林婉生、季成叶、唐锡麟、张迎生等都有关于这方面的研究。早在 1959 年，叶恭绍教授就提出了我国儿童身高、体重呈现北高、南低的趋势[1]。之后，有更多研究证明了这一观点[2]。王忆军、唐锡麟分析了 1985 年 28 个城市 18 岁青年身高、体重在坐标图上的分布状况，长江中、上游和珠江流域的城市青年身材较矮，北方和东部沿海地区青年身材高大[3]。唐锡麟等划分了高身材区和矮身材区，在全国范围内，环渤海地区青年的身材最高，而贵州省为最矮[4]。季成叶又对我国高身材、矮身材的地域分布做了进一步的研究，研究表明：无论男女城市青少年中高身材者占的比例都显著高于乡村，同省市区内生活在良好的社会经济环境中的青少年高身材者明显多于其他群体，以及不同地域群体的高身材

〔1〕 叶广俊.现代儿童少年卫生学［M］.北京：人民卫生出版社，1999：16 - 29.
〔2〕 中国科学技术情报研究所.科学技术成果报告［M］.北京：科学技术文献出版，1982：51 - 53.
中国学生体质与健康研究组.1985 年中国学生体质与健康研究［M］.北京：人民教育出版社，1987：101.
〔3〕 王忆军，等.1985 年 28 个城市 18 岁青年身高、体重在坐标图上的分布［J］.中国学校卫生，1985，16（2）：83.
〔4〕 唐锡麟，王志强，王冬妹.中国汉族青年身高水平的地域分布［J］.人类学学报，1994，13（5）：143 - 147.

青少年分布比较[1]。宋逸、季成叶根据 2004 年调研数据，对 7～18 岁各年龄组的城乡以及不同地区的学生的身高、体重、胸围进行比较，结果表明：我国学生形态发育水平存在城市高于农村、沿海地区高于内地的特征，各年龄组男女生身高、体重、胸围的均值均为城市大于乡村，差值在青春期达到顶峰后随年龄增加差距逐渐减小[2]。

这些差异有遗传、环境、经济状况、民族文化等社会环境因素，也可能存在着不可改变的自然环境因素。林婉生根据 1985 年的调研数据研究了中国青少年生长发育环境的差异，研究表明："发育分"与地球纬度、日照时数、气温年交叉等具有高度相关性，与其他气候因素也有相关性，不同水系水质地区的发育分有显著性差异[3]。可知，自然环境因素是影响人体生长发育的一个不可忽视的因素。张迎修在文章中提到：日本儿童身高的长期变化曲线与牛奶、鸡蛋的消费量增长曲线一致；上海自 1949 年以来，儿童身高均值与工业总产值指数的相关系数达 0.91（男）、0.96（女）[4]。

（2）对学生形态发育的性别特征的研究。汉族学生的形态发育，不仅在年龄上有其阶段性生长的规律，而且在男女之间，也存在发育早晚和增长速度快慢的性别特征，研究表明[5]：女生的发育早于男生，特别是在快速增长的阶段内，除女生身高的发育早于男生 3 年之外，其他指标均比男生早 2 年。由于形态发育存在女早男晚的性别特征，所以在 7～22 岁学生的生长发育过程中，男女身高、体重、胸围 3

〔1〕 季成叶．中国高身材青少年的地域分布特点［J］．体育科学，2000，20（1）：89－92．

季成叶．中国矮身材青少年的地域分布及体质健康现状分析［J］．中国学校卫生，1996，17（1）：7－9．

〔2〕 宋逸，等．中国 7～18 岁汉族学生形态发育的横断面调查［J］．中华预防医学杂志，2006，40（2）：105－108．

〔3〕 林婉生．中国青年生长发育环境的差异分析［J］．人类学学报，1990，9（2）：152－159．

〔4〕 张迎修．中国 27 省市汉族儿童青少年近十年身高发育趋势［J］．现代预防医学，2000，27（1）：51－53．

〔5〕 中国学生体质与健康研究组．1985 年中国学生体质与健康研究［M］．北京：人民教育出版社，1988：87－92．

个指标均值曲线都出现二次交叉。男女身高的二个交叉现象与国内外材料基本一致，但对我国男女快速增长的年龄和二个交叉年龄的报道，欧洲一些国家比国内某些资料报道早一些，但比日本人晚一些[1]。

（3）对学生形态发育的年龄特征的研究。7~22岁汉族学生6个形态指标的均值，基本上都是随着年龄的增大而有不同程度的增长，各个指标在7~18岁各年间尽管增长的速度和幅度不一致，但是增长趋势却极为显著，19~22岁间各项指标的均值则相对趋于稳定[2]。陈志强、吴也海根据1995年调研数据对7~22岁男、女学生身高、体重指标进行了更为细致的纵向和横向系统比较分析，揭示了学生身高、体重指标的自然增长率和其生长发育的内在客观规律[3]。1995年和1979年二次大规模学生体质调查的3个主要形态指标的年增长值和年增长率统计表明：处在生长发育阶段的我国大中小学学生的生长发育过程有提前的趋势[4]。生长发育约提前一二年，即突增期开始的时间、突增高峰、突增结束提前。对2000年调研数据的分析也论证了这个观点[5]。

各个文章尽管分析的角度不同，但结论基本是一致的：中国青少年的形态发育存在着地理差异，这些差异具体表现在南北间、城乡间和不同社会经济发展状况间。并且造成这种差异的原因也存在不可改变的因素。

（4）对学生形态生长发育长期变化的研究。在研究青少年形态发育的60多篇文章中，有20多篇涉及到青少年生长长期变化以及相关

〔1〕 中国科学技术情报研究所.科学技术成果报告［M］.北京：科学技术文献出版，1982：43.

〔2〕 中国学生体质与健康研究组.1985年中国学生体质与健康研究［M］.北京：人民教育出版社，1987：80－86.

〔3〕 陈志强，等.中国汉族学生身高、体重生长发育变化自然增长率的比较研究[J].北京体育大学学报，2003，26（1）：61－63.

〔4〕 中国学生体质与健康研究组.中国学生体质与健康调研报告［M］.长春：吉林科学技术出版社，1996：65－66.

〔5〕 中国学生体质与健康研究组.2000年中国学生体质与健康调研报告［M］.北京：高等教育出版社，2002：80－83.

问题的研究。生长的长期趋势表现为儿童生长水平提前、青春期发育提前、成年身高持续增长[1]。20世纪80年代末这些现象在多数发达国家已趋停滞，有学者断言长期趋势已进入"平台"[2]。但在我国，20世纪80年代以来，伴随着社会经济的发展、生活水平的大幅提高，我国青少年的形态发育已经全面进入迅猛的生长长期变化阶段[3]。并且这种长期变化具有双面效应。

早在1989年，林婉生等就对我国20世纪50年代到80年代的青少年儿童生长的长期趋势首次作了全国性的研究，研究表明：这30年汉族儿童生长的长期趋势是明显的，并且以近十年增长最为显著，生长突增高峰年龄大都提前一二年[4]。之后，季成叶等又对这方面做进一步研究，研究了1985年以来我国城乡农村男女在不同时期生长长期变化的规律、特点以及问题，指出我国城乡男女青少年儿童的身高、体重不同程度的增长，进入以生长突增期提前为主的长期变化阶段，学生性成熟年龄提前。但是，这把"双刃剑"也带来了一些问题[5]。

关于这方面的研究还有很多，但是结论基本是一致的：我国城乡

〔1〕 胡佩瑾，等.青少年成年身高的长期变化及其影响因素［J〕.中华预防医学杂志，2005，39（6）：421－423.

〔2〕 季成叶.1985－2000年期间中国高身材青少年增长趋势分析［J〕.体育科学，2005，25（3）：33－35.

〔3〕 中国学生体质与健康研究组.2000年中国学生体质与健康调研报告［M〕.北京：高等教育出版社，2002：78.

〔4〕 林婉生，肖建文，叶恭绍.中国汉族儿童生长的长期趋势［J〕.人类学学报，1989，8（4）：354－366.

〔5〕 季成叶.中国青少儿生长长期变化和干预建议［J〕.中国公共卫生，2002，18（6）：641－642

季成叶.1985－2000年中国青少年青春期生长长变化趋势［J〕.中国生育健康杂志，2003，14（5）：271－275

季成叶.中国青少儿生长发育现状及趋势和干预建议［J〕.中国学校卫生，2003，24（1）：1－4

季成叶.中国青少年生长变化存在的问题和干预措施［J〕.生物学通报，2003，38（5）：13－15

季成叶.注意生长长期变化的双面效应［J〕.中华预防医学杂志，2005，36（2）：75－76.

男女处于生长长期变化的阶段，但是这种长期变化是一把"双刃剑"[1]。对于城乡之间、男女之间、不同时期的变化速度有不太相同的看法，对未来青少年生长长期变化趋势也有不同的预测，是加强还是停滞，还需要进一步的研究。

  3. 对中小学生身体素质指标的研究

  身体素质是指人体各个器官、系统的机能通过肌肉活动所表现出来的基本活动能力，主要包括速度、力量、耐力、柔韧、灵敏等，与后天营养和体育锻炼有密切的关系[2]。单独对身体素质研究的全国性文章很少，在中国期刊网和有关书籍中找到4篇。文章分析了青少年各项素质的年龄特征、性别差异、地域特征以及与国外相关的比较研究，并且不同的身体素质指标都有各自不同的快速增长期、慢速增长期、稳定和下降期。在与国外的对比研究中，对身体素质的研究远远少于对身体形态的研究。

  张玉清、于道中利用1985年的调研数据，分析了不同年龄阶段学生身体素质的发展规律，各省市学生身体素质发展的特点，并与日本进行了相关指标数据比较[3]。赵德才、季成叶等利用2004年学生体质监测数据，分析了我国15个省区汉族学生运动素质的发育状况，学生运动素质的发育规律基本没有变化，运动素质随着年龄的增长而不断提高，差值随年龄增大而增加，且存在性别和城乡的差别，男生优于

────────────────

  〔1〕 欧阳梅. 我国农村青少年生长发育21年追踪研究 [J]. 山东体育科技，2006，28（1）：53 – 56
  欧阳梅. 城市青少年生长发育21年动态 [J]. 辽宁体育科技，2006，28（1）：22 – 24
  吴秀琴. 改革开放后汉族学生生长发育长期趋势的比较. 福建师范大学学报，2006，28（7）：104 – 108
  陈亮，孙晋海. 全国城市儿童青少年生长发育趋势的研究 [J]. 广州体育学院学报，2006，26（3）：111 – 115.
  〔2〕 张玉清，于道中. 中国汉族学生身体素质的研究 [J]. 北京体育师范学院学报，1990，（1）：34 – 40.
  〔3〕 赵德才，等. 2004年15个省区汉族学生的运动素质发育状况 [J]. 中华预防医学杂，2005，39（6）：385 – 387.

女生[1]。

总之，单独研究身体素质发展变化特点以及影响因素的比较少，但基本都分析了学生各个运动素质的发展敏感期。

4. 对中小学生身体健康指标的研究

从1985年青少年儿童体质调研开始，增加了学生健康状况调查，我国首次利用身高标准体重来监测我国青少年儿童的营养状况。从1985～2005年间，有5次全国性的体质调研，以这些调研资料为基础有多篇报道，做了比较系统的对比分析。1985年、1991年、1995年、2000年和2005年5次调研都有对营养状况、视力、龋齿、贫血的对比研究，对青少年儿童营养状况、视力不良的研究多于对龋齿、贫血的研究。30余篇研究我国青少年儿童的营养状况、超重、肥胖问题，有10多篇关于视力方面的研究。

营养状况的研究，根据历年数据进行对比分析研究，分析了肥胖的易感环境以及其并发症。研究表明：①我国1985年前后未出现肥胖流行，该阶段各群体的营养改善重点是营养不良；1991年开始超重率显著增长，但主要局限于城市，该阶段出现两极分化现象，营养不良和营养过剩同时存在；1995年前后各群体都出现超重检出率大幅度增长，而肥胖开始在大城市流行；2000年前后大城市全面进入肥胖流行期，北京等大城市成为"重灾区"。西部和其它较贫困地区，应同时抓好肥胖和营养不良的防治，而一般地区应以目前的高危人群—城市小学和初中生为重点防治对象。我国青少年儿童处于肥胖流行的早期阶段，但是比多数发达国家迅猛[2]。②季成叶又分析了肥胖的易感环境，如膳食热量过多，体力活动不足，生活方式的由"动"趋"静"，

---

〔1〕 赵德才，等.2004年15个省区汉族学生的运动素质发育状况 ［J］. 中华预防医学杂志，2005，39（6）：385-387.

〔2〕 季成叶，孙军玲，等.中国学龄儿童青少年1985—2000年超重、肥胖流行趋势动态分析 ［J］. 中华预防医学杂志，1995，29（6）：103～108.

不良的饮食行为等[1]。③中重度肥胖青少年亦发生血糖、血脂、尿酸等代谢紊乱，尤重度者有高血压、NAFLD 风险更高。青少年应通过合理饮食结构和适当体育锻炼来控制体重[2]。

视力方面的研究，根据历年调研数据进行了对比分析研究，分析了视力不良增长变化幅度、视力不良与体格发育的关系、视力不良对身体素质发展的影响，以及视力不良的地理、城乡、性别、民族、年龄、学习阶段的差异性[3]。①视力不良率上升主要出现在 1985—1991 年段，1991—2000 年间视力不良和近视检出率增长幅度明显减缓。②学生在青春期生长突增阶段的不良体质状况，对近视的发生有不良影响。③通过比较不同严重程度近视学生的生理机能、运动素质水平，发现近视程度越严重，对诸如肌力、耐力等指标的发展越有不利影响。④构成视力低下的眼疾，城市多于农村，女生多于男生，高中多于初中，初中多于小学。⑤视力不良的影响因素有遗传、环境、体质营养和健康状况等。

（二）对影响中小学生体质下降因素的研究

学生在生长发育过程中，其体质受很多因素影响，这些因素中有主观人为的，也有客观自然环境的。对体质的影响因素有正面促进学生体质向健康方面发展的，也有对学生体质起不良的负面作用。关于对学生体质影响因素的研究中，大部分文章是针对大学生的，且大多是基于对学生体质下降这种现状的调查、分析影响学生体质持续下降的相关因素，而专门针对中小学学生体质下降因素的研究相对稍少些，通过中国期刊网和书籍搜集约 117 篇，其中相关博士论文 2 篇，相关的硕士论文 41 篇，大多数文章发表于 2005 年之后，且这些文章大多

---

〔1〕 季成叶. 儿童肥胖流行和肥胖的易感环境 [J]. 中国学校卫生，2006，27（6）：464 – 468.

〔2〕 朱建芳，梁黎，等. 中重度肥胖青少年的并发症 [J]. 实用儿科临床杂志，2006，21（19）：1320 – 1321.

〔3〕 中国学生体质与健康研究组. 中国学生体质与健康调研报告 [M]. 长春：吉林科学技术出版社，1996：76 – 87.

数也是分析中小学学生体质下降的现状，描述性地分析影响学生体质下降的种种因素。这些因素涉及政策落实不到位、制度不健全、执行力不力，体育教师素质、校长对体育的态度、应试教育制度、体育锻炼标准、体育场地、体育经费、体育课程改革、体育安全隐患、体育课与课外体育活动，家庭体育教育、学生自身的因素、生活方式、学生营养和环境等方面。现将归类综述如下。

1. 从国家政策、制度、管理方面分析影响学生体质下降的因素

国家提出科教兴国和素质教育等政策，有效地促进了科教文化的发展和人文素质的提高。但我们也清楚地看到，作为素质教育的重要组成部分的体质落实确实面临两难境地，尽管 2007 年"中共中央〔2007〕7 号文件"出台，尽管国务委员陈至立、刘延东以及教育部部长周济等多场合发言强调，要采取相应措施改变学生体质持续下降的局面，但收效甚微。

2006 年陈至立在全国学校体育工作会议上的讲话认为，"一些地方政府、教育行政部门和学校没有真正全面贯彻党的教育方针，只见'升学率'，不见'近视眼'，体育教师可有可无，体育设施缺乏投入，体育课程随意挤占，学校体育活动缺乏生机活力。"[1]王书彦[2]的"学校体育政策执行力及其评价指标体系实证研究"也阐述了学校体育政策执行不力对落实体育政策的影响。《国家体育锻炼标准》几次降低标准修订，导向不利。新中国成立以来，从增强学生体质的目的出发，在不同时期先后制订了《劳卫制》《国家体育锻炼标准》《大学生体育合格标准》《中学生体育合格标准》《小学生体育合格标准》和《学生体质健康标准》等一系列体育制度，对于促进学校体育工作，增强学生体质发挥了重要作用。但是从《国家体育锻炼标准》多次修订测试

〔1〕　陈至立. 切实加强学校体育工作促进广大青少年全面健康成长〔R〕. 2006 - 12 - 23.

〔2〕　王书彦. 学校体育政策执行力及其评价指标体系实证研究〔D〕. 福建师范大学，博士论文，2009.

指标评价得分的变化趋势上来看，从 1982 年以来均是降低标准。这是在 20 世纪 80 年代学生体质健康状况开始下降的时候，降低标准修订《国家体育锻炼标准》（1989 年），以及后续的不断降低标准，从而出现《国家体育锻炼标准》制度的导向不利，没能有效阻止学生体质健康状况主要指标的进一步下滑。[1]

"一考定终生"的高考指挥棒的导向下，用分数、升学率的高低作为评判一名教师、一门学科、一个班级、一个学校、一个县、一个市乃至一个省教学水平高低的唯一标准的背景下，上至各级教育行政主管部门，下至各位一线教师，绞尽脑汁，千方百计地挤出和占用时间，挑战学生的生理和心理极限，挖掘出学生尽可能多的潜能。[2]这正是刘能所描述"轰轰烈烈提素质教育，扎扎实实搞应试教育"的客观现状。在实际体育教学中，体育法规制度的贯彻落实不到位，教育部要求不得挤占体育课时和压缩学生体育锻炼时间，实际上是"讲起来重要，做起来次要，忙起来不要"。[3]

2. 从学校体育方面分析影响学生体质下降的因素

在调查、分析对学生体质下降的影响因素中，绝大部分文章都分析学校体育对学生体质的影响，包括学校领导不重视体育，体育教育观念落后，学校体育管理不到位，体育教师整体素质不高，体育课和课外体育活动严重缩水，体育场地不足，体育经费落实不到位等等。因为分析学校体育对学生体质下降的影响文章数量较多，且分析影响因素内容大多雷同，下面综述一些代表性文章的因素分析。

学生体质下降，首当其冲的责任就在学校。"中共中央〔2007〕7号文件"指出导致学生体质健康水平下降的原因是二个方面："一方面由于片面追求升学率的影响，社会和学校存在重智育、轻体育的倾向，

〔1〕 陈艳飞，刘成. 再论学生体质健康状况持续下降的原因及对策［J］，广州体育学院学报，2008，9.

〔2〕 刘能. 也谈关于学生体质素质持续下降的原因与对策［J］，体育师友，2008，8.

〔3〕 陈玮君. 从青少年学生体质健康水平持续下降透析学校体育现状［J］，体育科技文献通报，2009，6.

学生课业负担过重，休息和锻炼时间严重不足；另一方面由于体育设施和条件不足，学生体育课和体育活动难以保证。[1]"学校体育必须承担学生体质下降的责任。王占春[2]认为，根据我国义务教育法，每位适龄儿童、少年都要接受九年义务教育。学校教育是面向全体学生，贯彻德智体全面发展的教育方针和"健康第一"的指导思想。因此，学生体质下降，说明学校贯彻党的教育方针和"健康第一"的指导思想不力，学校教育当然要负一定的责任。学校专门开设体育课程，面向全体学生，教育和引导学生有计划地进行体育锻炼，增进学生健康，增强学生体质，这是学校体育教学的主要目标之一，因此，学生的体质下降，学校体育教学应当是排查各种有关因素。青少年儿童体质的严重下降的原因是多方面的，家庭结构、生活方式、应试教育、升学压力固然应承担责任，但学校体育责无旁贷。[3]

学生体质持续下降，学校体育确实难辞其咎，因为学校体育确确实实存在很多致使学生体质下降的因素。如刘海元[4]通过学生体质健康水平下降分析认为，校领导对体育不够重视，管理观念落后。校长的教育理念决定着一所学校的方向，校长对教师有人事决定权，决定体育教师编制与配置，对学校经费有支配权，对办学有决策权。所以，校长重不重视学校体育工作，关不关心学生的身体状况，直接影响着学生的体质健康水平。但是，校长在明了国家教育政策的前提下，面对需要更多的办学经费、招更多高分学生、考出更高的升学率的社会现实时，素质教育的落实就显得苍白无力，学生的体质下降就难以顾及了。陈艳飞[5]认为体育课从传统教学转向新课标，从过度重视竞赛技能走向过多强调学生兴趣，体育竞赛技能被淡化，对学生体质方面

〔1〕 中共中央国务院.关于加强青少年体育增强青少年体质的意见［R］.2007-05-07.

〔2〕 王占春.也谈"学生体质下降该怪谁"［J］.中国学校体育，2006，6.

〔3〕 卢元镇.当今学校体育中的几个理论与实践问题［J］.吉林体育学院学报，2009，5.

〔4〕 刘海元.学生体质健康水平下降原因及解决对策［J］.体育学刊，2008，1.

〔5〕 陈艳飞、刘成.再论学生体质健康状况持续下降的原因及对策［J］.广州体育学院学报，2008，9.

的要求过于放松。黄平波等[1]认为"安全第一"在学校体育认识上的异化，体育教学和课外活动的安全隐患是学校领导和体育教师心中的痛。何志文等[2]认为在体育教学中，学生主体地位提升，教师没有主导地位，教学涣散化。侯乐荣等[3]认为改变体育教学模式，合理安排体育理论课的内容，让学生学会科学健身方法和手段，形成良好的体育锻炼意识，养成自觉体育锻炼的习惯。体育教师素质不高，学生课业负担太重，体育课时间被挤占，学校体育场地、器材不足[4]等。

在分析过程中，还有如"学生健康状态与体育课程改革成果的反差""警惕课改误区，提高学生体质""学生体质健康的影响因素与学校体育的应对""论我国中小学学生的体质健康现状与学校体育教育改革"等等。陈智寿以初中《体育教学大纲》为例，分析了体育课程中教材与教学中存在的问题对学生体质的影响，指出年级目标、运动教材与基本任务的脱节，教学难以达到身体锻炼的负荷和频度，身体锻炼的知识顺序有所颠倒，考核的内容与基本任务有所脱节等[5]。柯梓忠等指出了课改中存在的误区和问题，如：提高学生体质不再是体育课的首要任务；竞技体育不适合在体育课中存在；以学生为主体，学生喜欢什么内容就上什么内容、尊重学生个性，教师不要带权威性和强迫性等对学生健康的影响[6]。

3. 从社会、生活方式、家庭教育对学生体质下降的影响

影响学生体质下降的因素，除了国家政策制度、学校体育外，复

---

〔1〕 黄平波，吴萍，杨仪模. 学校体育变异现象对学生体质持续下降的影响 [J]. 凯里学院学报，2008，6.

〔2〕 何志文，陈玮君. 对青少年学生体质健康状况下降的思考 [J]. 体育科技文献通报，2008，6.

〔3〕 侯乐荣，居媛媛，等. 我国中小学学生体质健康状况影响因素分析 [J]，四川体育科学，2009，12（4）.

〔4〕 李永亮. 中小学学生体质下降的七大原因及五项对策 [J]，人民教育，2007（7）：10－12.

〔5〕 陈智寿. 学生体质健康状态与体育课程改革成果的反差 [J]. 体育学刊，2002，9（7）：8－10.

〔6〕 柯梓忠. 警惕课改误区，提高学生体质 [J]. 中国教育研究论丛，541－543.

杂的社会因素、经济发展带来快节奏的生活方式，独生子女的家庭教育等也是影响学生体质下降的因素之一。

2000 年学生体质调研的同时，对学生和家长几个方面进行了问卷调查，研究结果表明：体力活动不足、体育锻炼不够、怕苦怕累、没有体育锻炼的习惯、体育锻炼时间和强度不够、肥胖学生人数增加、害怕体育锻炼伤害事故是学生运动素质下降的主要原因[1]。2005 年在体质调研同时对学生和老师进行了有关体育锻炼情况、学习负担情况、睡眠情况等相关问题的问卷调查表明：造成我国学生体质健康方面存在问题的原因是多方面的，不同地区存在问题也不尽相同，有学校场地不足、体育锻炼时间与内容安排的问题，也有学生、家长缺乏体育锻炼意识和习惯以及学生自身缺乏刻苦锻炼意志的问题，还有社会生活节奏加快、生活方式改变所带来的睡眠不足、精神紧张以及升学压力等问题[2]。

在原因分析过程中，在家庭对学生体质的影响中，吴暄晔利用问卷调查了家庭成员的体育健康观念、家庭成员榜样示范作用、家庭成员接受教育程度、家庭成员经济收入水平、家庭成员与学校的沟通对学生体质健康教育的作用和局限[3]。姚大林[4]从社会学的视角分析认为，影响我国学生体质健康状况下降的因素为现有的体育教育观念滞后，社会体育场馆不足和开放率低，家长溺爱和轻视体育锻炼，社会体育场地、设施不全及国家对学生体质健康的监管力度不够等。姚武等[5]同样从社会学的视角分析认为，家长的认识误差导致孩子体育行为的偏差，偏重智力的策略牺牲孩子应有的体育锻炼时间，缺乏玩伴

〔1〕 中国学生体质与健康研究组.2000 年中国学生体质与健康调研报告 ［M］.北京：高等教育出版社，2002：238－246.
〔2〕 全国学生体质健康调研组.2005 年全国学生体质与健康调研结果 ［J］.中国学校体育，2006，（10）：16－8.
〔3〕 吴暄晔.家庭在学生体质健康教育中的作用与局限 ［J］.武汉体育学院学报，2005，39（12）：91－92.
〔4〕 姚大林.我国学生体质健康状况下降的社会学研究 ［J］.哈尔滨体育学院学报，2009，2.
〔5〕 姚武，姚兴.学生体质下降的社会因素分析 ［J］.体育科研，2008，3.

的环境降低孩子体育参与的兴趣等。

另外，学生体质下降，与学生自身惰性、沉迷网络游戏、不良的饮食习惯和过多食入能量有关[1]；国家过分追求经济效益，促进经济发展，导致环境不断恶化，食物、水、空气被污染等[2]。

总的来说，一般都是从学生生活方式、应试教育、学校体育、家庭、学生个人等因素对学生的体质影响进行研究，没有把影响学生体质下降的因素与我国政治、经济、文化教育的发展变化联系起来进行更加全面、系统的深入研究。

（三）对解决中小学生体质下降对策的研究

对策是在调查学生体质现状，分析学生体质下降的因素的基础上提出解决学生体质持续下降相应的策略。这些策略多以描述形式提出，但也有一些是通过实验干预的形式提出的。通过研究资料发现，针对解决学生体质下降的对策林林总总有几十条，大致可以分为政策、法律、制度、办法等国家层面的；领导观念、体育教师素质、体育教学、课外体育活动等学校体育层面的；改善生活方式、改变家庭教育观念、加强网络媒体宣传、发展社区体育等社会层面的；养成良好体育锻炼习惯、克服惰性、了解健康重要性等个人层面的等方面。相关文章133多篇，其中相关的硕士论文21篇，博士论文3篇，重要会议22篇，主要集中在2005年后。下面选取一些代表性的对策进行综述。

学生体质持续下降，引起中央高度重视，并于2007年5月7日下发"中共中央〔2007〕7号文件"，被北京体育大学副校长、学生体质研究专家邢文华教授称之为"尚方宝剑"，该文件针对学生体质下降问题给出一个总体要求和17条加强青少年体育增强青少年体质的措施。关于加强青少年体育工作的总体要求是：当前和今后一个时期，认真

---

〔1〕 邱宾.影响赣西地区中小学学生体质健康的因素及对策研究〔J〕.宜春学院学报，2008，8（4）.

〔2〕 罗光荣，等.中小学学生体质与健康的影响因素研究〔J〕.体育科技文献通报，2009，8（8）.

落实健康第一的指导思想，把增强学生体质作为学校教育的基本目标之一，建立健全学校体育工作机制，充分保证学校体育课和学生体育活动，广泛开展群众性青少年体育活动和竞赛，加强体育卫生设施和师资队伍建设，全面完善学校、社区、家庭相结合的青少年体育网络，培养青少年良好的体育锻炼习惯和健康的生活方式，形成青少年热爱体育、崇尚运动、健康向上的良好风气和全社会珍视健康、重视体育的浓厚氛围。通过 5 年左右的时间，使我国青少年普遍达到国家体质健康的基本要求，耐力、力量、速度等体能素质明显提高，营养不良、肥胖和近视的发生率明显下降。通过全党全社会的共同努力，坚持不懈地推动青少年体育运动的发展，不断提高青少年乃至全民族的健康素质。其 17 条对策措施是[1]：（1）全面实施《国家学生体质健康标准》，把健康素质作为评价学生全面健康发展的重要指标。（2）广泛开展"全国亿万学生阳光体育运动"。（3）切实减轻学生过重的课业负担。（4）确保学生每天锻炼一小时。（5）举办多层次多形式的学生体育运动会，积极开展竞技性和群众性体育活动。（6）帮助青少年掌握科学用眼知识和方法，降低青少年近视率。（7）确保青少年休息睡眠时间，加强对卫生、保健、营养等方面的指导和保障。（8）加强学校体育设施建设。（9）加强体育安全管理，指导青少年科学锻炼。（10）各级党委和政府要把加强青少年体育工作摆上重要议事日程，纳入经济社会发展规划。（11）各级政府和教育部门要加强对学校体育的督导检查。（12）制订国家学校体育卫生条件基本标准，加大执法监督力度。（13）充分发挥共青团、少先队、妇联组织的优势和特色，开展多种形式的课外体育锻炼活动。（14）切实加强对学校卫生的监督与指导。（15）加强家庭和社区的青少年体育活动，形成学校、家庭和社区的合力。会形成科学正确的教育观念和方式。（16）进一步完善加强青少年体育的政策保障措施。（17）努力营造重视青少年体育的舆论环境。中共中央、国务院针对学生体质下降的现状，通过大量实际情况

---

〔1〕 中共中央国务院. 关于加强青少年体育增强青少年体质的意见［R］. 2007 - 05 - 07.

调研，站在国家的高度，提出了解决学生体质下降的总体要求和相应的对策，具有权威性、强制性和可行性。

2006年12月20日，教育部、国家体育总局联合发布了《关于进一步加强学校体育工作，切实提高学生健康素质的意见》[1]，同日，教育部、国家体育总局、共青团中央发布了《关于开展全国亿万学生阳光体育运动的决定》[2]。这二份文件都分别针对学生体质健康问题，要求加强学校体育工作，切实改善学校体育工作，采取措施、对策。这里就不重复综述了。

2008年5月8日，中共中央政治局委员、国务委员刘延东在迎奥运全国亿万学生阳光体育运动推进会上的讲话中提出6条要求[3]：第一，要把增强青少年体质、促进青少年健康成长作为关系国家和民族未来的大事，进一步增强做好青少年体育工作的紧迫感和使命感。第二，要把青少年体育作为重要突破口，推动素质教育全面实施。推进素质教育，提高教育质量，是教育工作面临的重大任务。第三，要把北京奥运会作为重要契机，进一步激发青少年参加体育锻炼的热情。第四，要把阳光体育运动作为重要抓手，进一步推动青少年体育工作。第五，要把加强领导作为重要保障，完善青少年体育齐抓共管的工作格局。第六，要把营造良好社会氛围作为重要基础，形成全社会共同关心青少年健康成长的局面。

就学生体质下降问题，教育部关工委副主任李蒙恩提出对策是：解决体育教学核心问题，推进学校体育发展；促进学校、家庭和社会教育的有机结合，推进全民体育发展；将奥运精神引进校园，切实提高学生的体育意识。[4]北京体育大学原校长杨桦就学生体质下降问题

---

〔1〕 教育部，国家体育总局.关于进一步加强学校体育工作 切实提高学生健康素质的意见〔R〕.2006－12－20.

〔2〕 教育部，国家体育总局，共青团中央.关于开展全国亿万学生阳光体育运动的决定〔R〕.2006－12－20.

〔3〕 刘延东.在迎奥运全国亿万学生阳光体育运动推进会上的讲话〔R〕.2008－05－08.

〔4〕 杜翠娟，宋秦.让体育融入生活〔J〕.中国学校体育，2008，9.

提出"加强青少年体育工作和增强青少年健康体质的几点意见"[1]。

从分析对策资料来看，国家相关部委、领导的对策措施是站在大局的高度、具有统领作用，学者、教师们针对学生体质下降问题提出的对策措施就是着眼学生体质下降的具体问题进行分析、补充和完善研究。综述他们的对策如下。

针对"快乐体育"学生乐不起来，"终生体育"难以终生的问题，卢元镇[2]提出增强青少年体质的三部曲"知、信、行"，即认知增强体质的必要性，掌握一定的知识、技术和方法，谓之"知"；树立正确的体育价值观念、建立良好的体育态度和信念谓之"信"；形成持久的体育卫生习惯和行为规范谓之"行"。王占春[3]在"也谈'学生体质下降该怪谁'"一文中再次强调了体育教学中的"三基"的重要性，现在一提"三基"就被批判为是"传统的""旧的"体育教学"理念"，他认为这是一种误解，只要把"三基"处理得好，就能实现增强学生体质的体育教育教学目标。王则珊[4]在"探讨解决学生部分身体素质持续下降的办法"一文中提出了我国学校体育整体改革的建议和方案，为解决学生体质下降提供切实可行的思路。

还有一些专家、学者在调查现状、因素分析基础上，描述性地提出了解决学生体质下降的对策，也是仁者见仁，智者见智。改变学校工作单一评价模式，加大学校体育评价力度[5]；选用切实可行的、有针对性的运动和营养干预措施，增强学生体质[6]；营造健康的校园体育文化氛围，促进学生体质的健康发展[7]；学校、家庭要积极引导学

〔1〕 杨桦. 加强青少年体育工作和增强青少年健康体质的几点意见 [R]. 教科文卫体委员会通讯，2010，2.

〔2〕 卢元镇. 中国体育文化忧思录 [M]，北京：北京体育大学出版社，2007.

〔3〕 王占春. 也谈"学生体质下降该怪谁"[J]. 中国学校体育，2006，6.

〔4〕 王则珊，等. 中国学校体育改革新思索. 北京：人民体育出版社，2007.

〔5〕 郭卫，等. 西北五省学生体质下降相关问题的调查研究 [J]. 成都体育学院学报，2009，4.

〔6〕 侯乐荣，等. 我国中学生体质健康状况影响因素分析 [J]. 四川体育科学，2009，12（4）.

〔7〕 谢敏，王建军，项立敏. 我国中学生体质下降的社会学分析与对策 [J]. 吉林体育学院学报，2007，6.

生对营养与饮食的正确认识，建立良好饮食习惯[1]；扩大社会体育辅导员队伍，学校和社会多开设业余体育训练辅导班，满足学生体育锻炼需求[2]；切实改革体育课程，以提高学生体质健康为基础设计课程方案[3]；建立社区性体育健身和健康咨询中心，培训社区体育健身指导员，举办体质健康问题的专题知识讲座和宣传[4]。加大对《学校体育工作条例》和《学校卫生工作条例》的验收或评估力度，以考核的杠杆推动学校体育卫生工作[5]；教育、体育部门及共青团、新闻媒体形成合力，构建健康的生活理念，营造全社会都重视青少年体质健康的社会氛围[6]；提高学生每天一小时体育锻炼效益的对策[7]等等。

还有一些研究是采用一些实验，即采取一些方法对学生体质进行一段时间干预，通过实验组与对照组对照分析，研究采取的干预措施是否具有有效性和可行性。贾志平[8]的"体育与健康教育对中学生心理健康干预的实验研究"，张德荣[9]的"体育教育实施对中学生心理异常干预的实验研究"，巫国贵[10]的"不同教学内容对学生体质影响

〔1〕 陈雁飞. 我国学生体能下降原因及对策研究 [J]. 天津体育学院学报，2005（4）：82 - 84.

〔2〕 牛雪松. 辽宁省部分学生耐力素质下降的因素与对策 [J]. 哈尔滨体育学院学报，2006，1.

〔3〕 刘海元. 学生体质健康水平下降原因及解决对策 [J]. 体育学刊，2008，1.

〔4〕 刘晓军. 影响1985—2000年陕西省三地市中小学学生体质健康状况的因素分析 [J]. 北京体育大学学报，2005，11.

〔5〕 惠志东. 学生体质下降的原因和对策 [J]. 中国学校体育，2006，2.

〔6〕 何志文，陈玮君. 青少年学生体质健康水平下降的原因与对策 [J]. 体育科技文献通报，2008.，4.

〔7〕 马思远，等. 提高中小学生每天一小时体育锻炼效益研究 [J]. 北京体育大学学报，2010（8）：108 - 110.

〔8〕 贾志平. 体育与健康教育对中学生心理健康干预的实验研究 [D]. 北京体育大学，博士论文，2004.

〔9〕 张德荣. 体育教学实施对中学生心理异常干预的实验研究 [D]. 东北师范大学，硕士论文，2007.

〔10〕 巫国贵. 不同教学内容对学生体质影响的实验研究 [D]. 北京体育大学，硕士论文，2007.

的实验研究"，王国志[1]的 "武术运动对少年儿童体质影响的实验研究"，杨则宜[2]的 "学生体质状况及其运动和营养干预"，常进全等[3]的 "学生体质健康突出问题干预研究" 等等。

以上解决学生体质下降的对策，是从不同层面、不同角度在分析学生体质下降的原因的基础上提出的对策，这些对策大多是描述性的说明该怎么做，但在对策的可行性和实施效果方面的研究相对不足。

四、对中小学生体质下降研究的不足

（一）对学生体质下降问题缺乏成因研究

通过大量的文献资料研究发现，绝大部分文章都是基于对学生体质现状进行调查研究，得出下降结论，描述性地分析影响因素，提出相应对策或建议，缺乏对影响学生体质下降因素的形成背景、过程及其背后深层次的社会问题加以研究。

（二）学生体质下降研究视角的局限性

学生体质下降是众多宏观因素（政治、经济、文化教育等）、中观因素（应试教育、生活方式、营养等）到微观的一节体育课、一片体育场地等因素直接或间接连续作用于学生体质，形成一个影响学生体质的环境，最终一些不利因素导致学生体质下降的结果。很显然，以往的研究大多仅从微观或中观的某个视角对学生体质下降问题进行研究，忽视宏观因素对中观因素、乃至微观因素的影响，很难对问题作出较为全面和客观的判断，具有较大的局限性。

---

〔1〕 王国志. 武术运动对少年儿童体质影响的实验研究 ［D］. 苏州大学，硕士论文，2001.

〔2〕 杨则宜. 学生体质状况及其运动和营养干预 ［J］. 体育科研，2006，6.

〔3〕 常进全，等. 学生体质健康突出问题干预性研究 ［J］. 吉林省教育学院学报，2010，2.

五、本研究的难点和创新点

（一）本研究的难点

1. 本研究从不同层面，运用多学科理论对中小学生体质下降成因进行研究，但最终如何对中小学生体质下降形成原因进行综合，加强彼此之间的联系是本研究的难点之一。

2. 中小学生体质下降是一个过程。在这过程中，学生体质下降受众多因素的影响，如何更加全面把握这些因素，尤其是影响学生体质下降的相对主要的因素是本研究难点之二。

3. 对中小学生体质下降成因分析，很容易受一些思想观念或局部事实的影响，而难以做到对中小学生体质下降形成因素研究分析过程的客观性。这是本研究的难点之三。

（二）本研究的创新点

1. 研究视角创新

以往对中小学生体质的研究基本上都是从微观或中观的某个视角对学生体质的现状进行调查，然后分析影响因素，最后提出建议或对策，忽视宏观因素的影响作用。本研究主要从中观的研究视角，联系宏观因素对中观因素的影响，从不同时期或不同层面对中小学生体质下降成因进行研究分析。

2. 研究理论创新

以往对影响中小学生体质下降因素的研究大多是从某个理论出发，分析其影响因素和提出相应的对策。本研究主要运用社会学、管理学、教育学、体育学等学科理论对中小学生体质下降形成原因进行较为全面、系统、综合研究分析，更加客观、准确地了解各种因素在不同时期或从不同层面对中小学生体质下降的影响，更好把握学生体质下降问题的实质，为解决中小学生体质下降问题提出科学的、切实可行的建议。

第三节 研究对象与方法

一、研究对象

把我国中小学生（7～18 岁青少年儿童）体质下降的现象作为研究对象，从不同层面，综合运用管理学、社会学、教育学、体育学等学科理论，分析各种因素在不同时期或从不同层面对中小学生体质的影响，为解决中小学生体质下降问题提供科学、切实可行的建议。

二、研究方法

（一）文献资料法

根据本课题的研究目的、内容和任务，通过中国期刊网学术文献总库与研究相关的图书馆和图书店、各种电子资源等途径，查阅、借读、购买相关文献资料，经过分析整理，较为客观和全面地了解中小学生体质下降问题的历史和现状，找到本课题研究起点的文献参考资料。同时，通过各种文献资料，深入研究社会学、管理学、教育学、体育学等学科理论，为本研究奠定较为厚实的理论基础。

（二）调查法

1. 访谈法

本研究主要采用面对面访谈，辅助电话访谈的方法，有针对性地访问国内社会学、管理学、教育学、体育学以及体质研究专家、教授、行政领导，更深层次地了解他们对影响学生体质下降的形成原因，包括教育因素、社会因素、管理因素的看法、态度、情感以及建议，为选取研究因素及研究内容奠定基础。访谈专家、教授、领导情况见表1。

表1 访谈专家、教授、领导的名单

专家、教授姓名	职称/职务	所在单位
邢文华	教授/副校长	北京体育大学
谢幼琅	研究员/副主任	北京市人民政府教育督导室
王占春	教授	人民教育出版社
王则珊	教授	北京体育大学
卢元镇	教授	华南师范大学
任　海	教授	北京体育大学
周孝正	教授	中国人民大学
毛振明	教授/院长	北京师范大学
赖天德	教授	《中国学校体育》杂志社
周登嵩	教授	首都体育学院
黄亚玲	教授	北京体育大学
熊晓正	教授	北京体育大学
马　凌	教授／主任	北京市教科院基础教育研究中心
张一民	教授	北京体育大学
毛志雄	教授	北京体育大学
邹新娴	教授	北京体育大学

注：①以上访谈名单按照访谈先后顺序列出的；②访谈时间2011年10～12月。

2. 问卷调查法

影响我国中小学生体质下降的因素很多，在社会成因的操作性定义下，通过文献综述和专家建议，初步筛选出 19 个因素。这 19 个因素经过与专家访谈，最终筛选出 9 个因素。为了进一步验证这些因素的认可度，通过选取与访谈专家、教授、行政领导相同资历和背景的人群进行调查问卷。调查问卷共发放 19 份，回收 19 份，有效问卷和回收率均为 100%。最终通过专家对这些因素的认可情况，分析影响学生体质下降因素的频数分布，确定选取研究因素。

（三）历史研究法

历史研究法是对研究对象在各方面事实做详尽的调查，并对其发生、发展和变化过程做全面分析，从而在了解对象的历史与现状的基础上，鉴往知来，解释其本质和规律的方法。本研究是对我国中小学学生体质下降的事实做详尽的调查，并对学生体质发展和变化过程做全面分析，了解学生体质的历史与现状，揭示影响学生体质下降背后更深层次复杂因素。

（四）定性和定量分析法

1. 定性分析法

影响我国中小学生体质下降的因素非常多、也很复杂和这些因素在形成过程中对学生体质的影响程度，都无法用数据去说明。为了研究影响学生体质下降的因素，就必须运用定性分析法对影响学生体质的因素和这些因素在产生、发展过程中如何影响学生体质进行归纳和演绎，分析与综合以及抽象与概括等方法进行质的方面分析，把握影响学生体质下降成因，揭示学生体质下降的实质。

2. 定量分析法

定量分析法是对社会现象的数量特征、数量关系与数量变化进行分析的方法。本研究针对学生体质下降的社会现象，通过查阅历年中国学生体质与健康调查结果，对相关中小学生体质下降的数据，以及体育师资力量和反映居民生活质量指标数据进行纵向比较分析，揭示学生体质的变化趋势、体育师资力量和反映居民生活质量指标的变化规律，进而分析学生体质下降的原因。

三、社会成因的操作性定义

学生体质主要受自然因素和社会因素影响。而社会是由若干相互联系、相互作用的基本要素构成的、具有一定的结构和功能的有机整体。[1]因此，影响学生体质的社会因素具有复杂性和多样性，这些因素有正面促进学生体质健康的，也有负面影响学生体质下降的，从宏观上，这些因素包括政治的、经济的、教育的、管理的、科学技术的、宗教的、风俗习惯的、人口政策的等等。基于影响学生体质下降因素的复杂性、多样性以及本专业的特点和笔者的研究水平，有必要把影响学生体质下降的社会因素中的"社会成因"加以操作性定义，界定其研究范围，以便于讨论与研究。为此，笔者把本研究中的"社会成因"界定为：教育因素、社会因素和管理因素，即教育因素、社会因素和管理因素对学生体质的下降形成过程产生的影响。其中的"社会因素"为"社会成因"的下位概念。

四、研究影响因素的选取和时间跨度的界定

（一）研究影响因素的选取

在大量文献资料研究基础上，听取一些体育学者、专家的建议，结合社会成因的操作性定义，初步筛选出 3 个大的因素：教育因素、

---

〔1〕（法）卡泽纳弗著．社会学十大概念［M］．上海：上海人民出版社，2011，6．

社会因素和管理因素。3个大因素下又分为19个小的因素，分别是教育因素包括：应试教育和学校体育（学校领导、体育教育观念、学校体育管理、体育师资、体育课与课外体育活动、学校体育经费、体育场地、体育教学大纲、学校体育安全）；社会因素包括：生活方式、学生营养、家庭教育、独生子女政策和社会体育场馆；管理因素包括：体育组织、制度法规、体育政策执行力、体育锻炼标准。（表2）

表2　影响学生体质下降的社会因素

教育因素	社会因素	管理因素
应试教育制度	生活方式	体育组织
领导重视程度	学生营养	制度法规
体育教育观念	家庭教育	政策执行力
学校体育管理	独生子女政策	体育锻炼标准
体育师资状况	社会体育场馆	
体育课与课外体育活动		
学校体育经费		
学校体育场地		
体育教学大纲		
学校体育安全		

从客观上来讲，这些因素对学生体质下降都直接或间接产生影响，考虑到本研究的容量，有必要进一步对这些因素进行筛选。为了较为全面地了解这些因素对学生体质下降的影响程度，笔者通过与专家、教授、行政领导等深度访谈，收集他们对这些因素的看法、意见、态度、建议，并对这些谈话记录进行整理、归纳、提炼，最终筛选出9个因素，它们分别是教育因素的应试教育、体育师资、体育教学大纲、体育课与课外体育活动、学校体育安全，社会因素的生活方式、学生营养、独生子女政策，管理因素的体育政策执行力。为了检验这些影响学生体质下降的因素是否具有更高的认同度，笔者把这9个因素以

及其它一些因素编成调查问卷，调查与访谈的专家、教授和领导相近资历、背景的人群。调查问卷共发放 19 份，回收 19 份，回收率和有效问卷均为 100%。通过对调查问卷收集、整理，统计结果见表 3。

表 3　影响学生体质下降因素频数分布情况

教育因素					社会因素			管理因素
应试教育	体育师资	体育安全	体育教学大纲	体育课与课外体育活动	生活方式	学生营养	独生子女	体育政策执行力
19	19	18	17	19	19	19	18	19

从影响学生体质下降因素的频数分布来看，这 9 个因素的频数都比较高，由此说明这 9 个因素作为研究学生体质下降的成因具有很高的认同度，可以选取研究。

（二）研究时间跨度界定

1949 年，新中国成立后，不同历史时期的政治、经济和文化教育的发展对推动社会进步起到积极的作用，其中，经济起决定性作用。学生体质健康，从新中国成立后就深受党和国家领导的关心和重视，但局限于经济发展条件，学生营养很难得到保障，直到 1978 年实行改革开放政策，经济得到较快发展，人民生活水平不断提高，学生营养状况才逐渐改善。但随着经济的快速发展和人民生活水平的逐步提高，学生体质却出现下降的迹象，而且下降趋向严重。本研究基于学生体质的变化特点和经济发展的特征，结合学生体质变化受我国政治、教育影响的客观事实，侧重研究改革开放政策实施以后各种因素对学生体质下降的影响，为了便于研究，把新中国成立 60 多年分为两个大的时期，即改革开放前期（1949—1978 年）和改革开放后期（1978 年至今），同时又把改革开放后期分为两个小的时期，即改革开放初期（1978—1992 年）和社会主义市场经济探索期（1992 年至今）。

第二章　学生体质指标的研究与分析

　　学生体质下降是一个比较笼统的表达，到底哪些学生体质指标下降了？各项体质指标下降程度怎么样？这些指标在历年体质测量结果中下降的趋势如何？尤其是 2010 年我国学生体质部分主要体质指标，国家公布结果是："中小学生肺活量水平出现上升拐点""中小学生身体素质下滑趋势开始得到遏制，表现为爆发力素质（立定跳远）出现好转，耐力素质显现止'跌'，力量素质（握力）继续提高"等。这些看似"令人欣慰的结果"，是否真实反映学生体质"上升拐点"了？"好转"了？"止跌"了？"继续提高"了？从《2014 年中国学生体制与健康调研报告》的相关数据获悉：学生耐力（50 米 ×8、1000 米和 800 米）、力量（斜体、引体）素质持续下降，爆发力（50 米、立定跳远）不同年龄、性别有好转也有继续下降，超重、肥胖检出率总体继续上升，但上升幅度放缓，视力不良检出率居高不下，还有进一步恶化的趋势等。从这个结果来看，似乎 2010 年的体质报告结论让人疑惑不解、扑朔迷离。为此，本研究把 1985—2014 年学生部分主要体质指标做纵向比较分析，旨在厘清学生体质指标下降的实际情况，阐明学生体质下降的趋势、范围以及幅度。

　　基于学生体质指标、类别较为繁杂，笔者通过咨询相关体质专家的建议，把历年同年龄组的城市男生、女生和乡村男生、女生的同一体质指标合并取均值与其他各年代的同一指标均值进行比较，分析不同年代学生体质指标的变化趋势。这种比较研究，得到相关体质专家的认可，并认为这种研究从客观上具有可比较的意义。

第一节　学生肺活量、耐力体质指标研究分析

一、学生肺活量均值变化趋势分析

肺活量是反映学生心肺功能的重要指标。图1表明：1985年7～18岁学生肺活量各年龄组均值最大，2005年学生肺活量均值最小。从整体趋势来上看，学生肺活量均值从大到小的顺序是1985年、2000年、1995年、2014年、2010年和2005年。从学生肺活量历年整体均值统计结果来看，与1985年相比，1995年、2000年、2005年、2010年、2014年下降值分别约为：90.6ml、85.9ml、355.9ml、268.9ml、152.1ml，这说明2014年学生各年龄组肺活量，除了略好于肺活量检测以来最低的2005年、2010年外，不及1995年和2000年，更不及1985年学生的肺活量，由此并不能得出学生肺活量继续上升的结论。不过2014年学生肺活量与2005年和2010年学生肺活量相比确实有回升的迹象，但就肺活量整个发展趋势来看，尤其与1985年、1995年和2000年学生肺活量相比还有一定的差距。

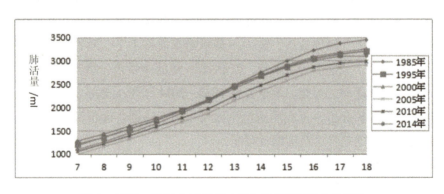

图1　1985—2014年我国学生各年龄组肺活量均值变化

二、学生耐力素质均值变化趋势分析

图 2 ～图 4 清楚表明：1985—2014 年学生 7 ～12 岁各年龄组 50 米 ×8 成绩，男生 13 ～18 岁各年龄组 1000 米成绩和女生 13 ～18 岁各年龄组 800 米成绩均值变化趋势均呈下降趋势。以 1985 年学生成绩整体均值作为基准点，与之相比，1995 年、2000 年、2005 年和 2010 年学生成绩下降情况分别为：7 ～12 岁各年龄组 50 米 ×8 成绩均值下降分别为 1.18s、7.69s、10.00s、10.37s、9.96s；男生 13 ～18 岁各年龄组 1000 米成绩均值下降分别为 2.38s、14.60s、26.08s、25.16s、28.25s；女生 13 ～18 岁各年龄组 800 米成绩均值下降分别为 3.94s、13.31s、26.37s、25.64s、25.84s。而中长跑是反映学生心血管耐力素质的重要指标，由此说明学生耐力素质从 1985—2010 年呈严重下降趋势。

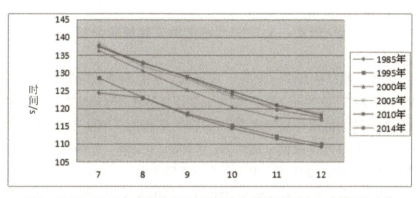

图 2　1985—2014 年我国学生 7 ～12 岁各年龄组 50 米 ×8 成绩均值变化

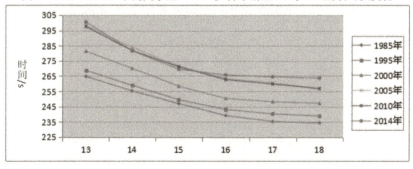

图 3　1985—2014 年我国男生 13 ～18 岁各年龄组 1000 米成绩均值变化

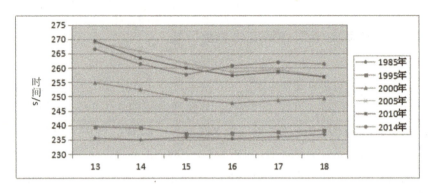

图 4   1985—2014 年我国女生 13 ~18 岁各年龄组 800 米成绩均值变化

第二节   学生速度、爆发力和力量体质指标研究分析

一、学生 50 米跑、立定跳远跑均值变化趋势分析

图 5 表明:从 1985—1995 年 10 年间,学生 50 米成绩呈上升趋势,1995—2010 年 15 年间,学生 50 米成绩逐年呈现下降趋势。从学生 50 米历年整体均值统计结果来看,与 1995 年相比,2000 年,2005 年、2010 年、2014 年下降值分别约为:0.102s、0.206s、0.208s、0.170s;与 1985 年相比,2005 年、2010 年分别下降 0.017s、0.019s。因此,从总体趋势来看,尽管 2014 年与 2005 年、2010 年相比,学生 50 米成绩均值略有回升,但也不能改变 1985—2014 年学生 50 米成绩呈下降的总体趋势。

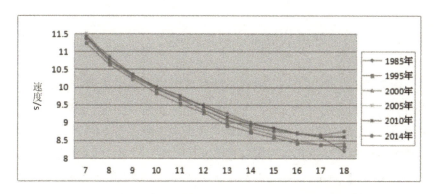

图5 1985—2014年我国学生各年龄组50米成绩均值变化

图6表明：学生立定跳远从1985—1995年10年间成绩呈上升趋势，但之后各年均呈下降趋势。与1995年各年龄组成绩整体均值相比，2000年、2005年、2010年和2014年各年学生立定跳远均值下降分别为2.14cm、5.88cm、4.40cm和7.13cm。从学生各年龄组立定跳远均值成绩整体趋势看，学生立定跳远成绩呈明显下降趋势。

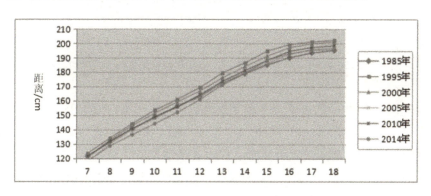

图6 1985—2014年我国学生各年龄组立定跳远成绩均值变化

50米跑、立定跳远是反映学生的爆发力身体素质的重要指标。由以上分析数据表明，从1985—2014年，学生50米跑与立定跳远身体素质所表现的体质变化趋势基本一致，即学生的爆发力身体素质总体呈下降趋势。

二、学生力量指标均值变化趋势分析

图 7 表明：男生 7～12 岁各年龄组斜体向上成绩从 1985—1995 年 10 年间呈上升趋势。与 1995 年相比，2000 年略微下降，2005 年各年龄组成绩均值与之几乎相等，2010 年又出现下降。与 1995 年相比，各年龄组斜体向上成绩整体均值变化情况是：1995 年比 1985 年上升 11.8 次、2000 年下降 1.9 次、2005 年上升 0.3 次、2010 年下降 3.4 次、2014 年下降 6.8 次。

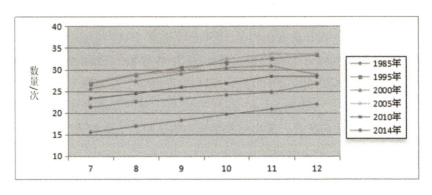

图 7 1985—2014 年我国男生 7～12 岁各年龄组斜体向上成绩均值变化

图 8 表明：男生 13～18 各年龄组引体向上成绩均值从 1985—1995 年呈上升趋势，与 1995 年相比，2000 年到 2010 年呈下降趋势。与 1995 年相比，各年龄组引体向上整体成绩均值变化情况是：1995 年比 1985 年上升 1.2 次、2000 年下降 1.1 次、2005 年下降 2.4 次、2010 年下降 2.3 次、2014 年下降 2.9 次。

图 9 表明：女生各年龄组 1min 仰卧起坐成绩从 1985—1995 年呈上升趋势，1995—2010 年呈下降趋势，且下降幅度逐渐增大。与 1995 年相比，各年龄组 1min 仰卧起坐成绩整体均值变化情况是：1995 年比 1985 年上升 8.8 次/min、2000 年下降 0.6 次/min、2005 年下降 3.9 次/min、2010 年下降 4.8 次/min、2014 年下降 2.4 次。

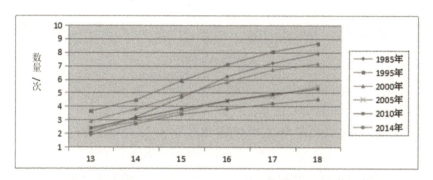

图8 1985—2014年我国男生13~18岁各年龄组引体向上成绩均值变化

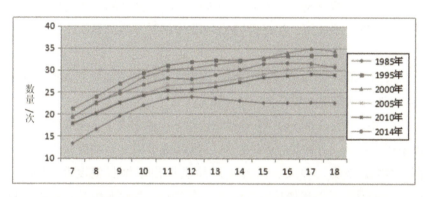

图9 1985—2014年我国女生各年龄组1min仰卧起坐成绩均值变化

从反映学生力量素质的男生斜体向上、引体向上和女生的仰卧起坐的3个趋势图以及相关数据分析情况来看，1985—1995年10年间学生力量素质呈上升趋势，从1995—2014年近20年间学生的力量素质指标总体上呈下降趋势，男生的引体向上和斜体向上下降趋势更为明显。

第三节 学生超重、肥胖和视力不良检出率研究分析

一、学生超重和肥胖不良检出率均值变化趋势分析

之所以只把学生的超重和肥胖作为依据来分析学生营养与体质之间的关系，而不考虑学生的营养不良和低体重，主要考虑到：从1985年至今的实际情况是学生实际身高增长幅度，显著超过学生体重的平均增长幅度，因此用"1985年身高标准体重"标准测算学生的营养不良和低体重存在一定的误差。

根据1985—2014年7次中的6次学生体质的调查研究数据可以描述学生超重和肥胖情况见图10、图11。

图10表明：1985—2014年期间，总体上城男女，乡男女的超重检出率逐年皆呈上升趋势，其中，城男超重检出率上升幅度最大，依次高于城女，乡男和乡女；从各年间超重检出率增长幅度看，1985—1995年间，除了乡男增长幅度略有下降之外，其他各组超重检出率皆成上升趋势；从上升幅度来看，1985—2014年城女和乡女超重检出率上升幅度明显低于城男和乡男，城市学生超重检出率高于乡村学生超重检出率。

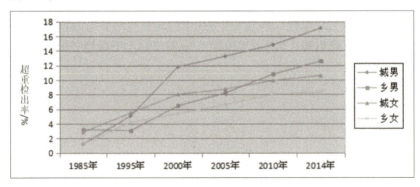

图10 7~18岁我国学生超重检出率的年代变化

图 11 表明：从总体上，1985~2010 年间城男女，乡男女的肥胖检出率逐年呈上升趋势，其中，城男肥胖检出率最高，为 13.33%，超过世界卫生组织公布的 10% "安全临界点"，其肥胖检出率上升幅度最大，依次高于城女，乡男和乡女；从各年间肥胖检出率增长幅度看，男生肥胖检出率增长幅度明显高于女生，城市学生肥胖检出率又明显高于乡村的学生；2014 年肥胖检出率与 2010 年检出结果相比，城男肥胖检出率出现明显下降的趋势，乡男出现肥胖检出率放缓的趋势。但从 1985—2014 年整个趋势来看，肥胖检出率是呈上升趋势，上升趋势有放缓的迹象。

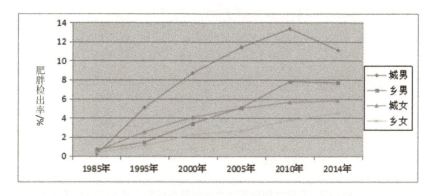

图 11　7~18 岁我国学生肥胖检出率的年代变化

由此分析说明：学生的超重、肥胖检出率随着人民的生活水平逐渐提高也随之提高，并且带有非常鲜明的地区特点，即城市学生的超重、肥胖检出率明显高于乡村，经济达地区的高于不发达地区。而男生超重、肥胖检出率明显高于女生，这与我国重男轻女的思想观念及女生以瘦为美的审美标准不无关系。

二、学生视力不良检出率均值变化趋势分析

图 12、图 13 清楚表明：城市学生各年龄组视力不良检出率均值高于乡村，且都随着年龄增长各年龄组视力不良检出率逐年呈上升趋势。

从1985—2014年我国城市和乡村学生各年龄组视力不良检出率均值变化趋势来看，逐年呈严重上升趋势。其中，2014年城市、乡村学生各年龄组视力不良检出率均值均最高：7~12岁小学生为45.71%（城市为51.61%，乡村为39.80%），13~15岁初中生为74.36%（城市为79.69%，乡村为69.03%），16~18岁高中生为83.30%（城市为86.38%，乡村为80.21%）。2014年城市高中学生视力不良检出率均值高达86.38%，且向低龄化方向发展。由此表明学生视力下降程度的严重性！

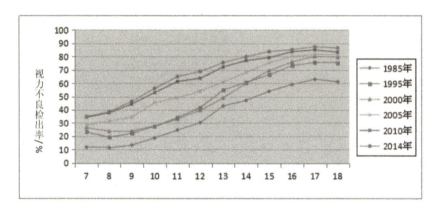

图12　1985—2014年我国城市学生各年龄组视力不良检出率均值变化

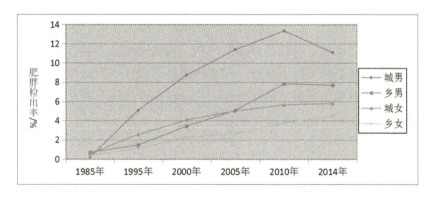

图13　1985—2014年我国乡村学生各年龄组视力不良检出率均值变化

本章小结

综述以上分析，学生体质变化具有以下特征：

1. 反映学生心肺功能的肺活量和反映学生心血管耐力素质的体质指标总体呈现逐年下降的趋势。2014 年学生肺活量与历史最低点的2005 年和 2010 年相比，有下降放缓且有回升的迹象；反映学生心血管耐力素质的体质指标明显呈现逐年下降的趋势。

2. 反映学生速度的 50 米、爆发力的立定跳远、力量的男生 7～12岁的斜体向上和 13～18 岁的引体向上以及女生的仰卧起坐均等体质指标呈现：1985—1995 年 10 年间呈上升趋势，1995—2014 年总体上皆呈下降趋势。其中男生的力量素质和立定跳远的爆发力素质下降较为明显，而学生的 50 米速度素质和女生的仰卧起坐力量素质 2014 年要好于2005 年和 2010 年，有下降放缓逐步回升的迹象。

3. 学生超重和肥胖的检出率均呈现明显的上升的趋势，且上升的幅度越来越大。超重和肥胖的不良检出率地区情况反映为：城市男生＞乡村男生＞城市女生＞乡村女生。其中，城男肥胖检出率最高；2005 年、2010 年和 2014 年 3 次检出率分别为：11.39%、13.33% 和11.08%，高于世界卫生组织公布的 10% "安全临界点"，由此表明学生超重和肥胖情况的严重程度。

4. 学生视力不良检出率 1985—2014 年间总体上呈现逐年上升的趋势，且不良检出率的上升幅度越来越大。城市学生的视力不良检出率明显高于乡村。其中，2014 年城市高中学生视力不良检出率均值高达86.38%，且向低龄化方向发展。

由以上的体质特征可以认为：1985—2014 年学生的肺活量、速度、力量、爆发力、耐力、视力以及超重和肥胖等体质指标，从整体上，皆呈现下降趋势，其下降范围除了学生的形态指标外，涉及学生体质的三大指标：身体机能、素质指标和健康指标。特别要强调的是，反映学生身体素质指标下降范围之广和反映学生健康指标的视力、肥胖和超重以及身体机能指标的肺活量下降幅度之大。

实际上，以上的分析比较都是基于1985年和1995年的体质指标得出的结论，而1985年的体质指标与1984年日本学生体质指标相比，我国学生身体素质水平除个别年龄外，均低于日本[1]。以上的分析结论不是仅与上一次检测结果比较得出的，而是放在学生体质30年的动态变化过程来进行纵向比较得出的结果，因此具有一定的客观性、科学性和参考价值。由此也说明了学生体质下降的长期性、严重性。

〔1〕 中国学生体质与健康调研组.1985年中国学生体质与健康研究［M］.北京：人民教育出版社，1987：185.

第三章 影响我国中小学生体质下降的教育因素分析

当"东亚病夫"的耻辱在我们内心还未消散殆尽的时候，我们再次又陷入体质的危机，尤其是青少年学生的体质。教育，立国之本，民族振兴的基石，肩负着强体的重任。然而，教育中的一些因素如果得不到有效利用或监管，必将影响其功能的发挥，阻碍其发展，甚至影响学生的体质健康。本章主要从体育师资、体育教学大纲、体育课与课外体育活动、学校体育安全和应试教育等教育因素着手，分析这些因素对学生体质下降的影响。

第一节 中小学体育师资对学生体质的影响

教育大计，教师为本。教育质量的高低乃至整个教育事业的成败，从根本上讲，取决于教师队伍的素质。在学校体育教育中，体育师资是实现学校体育任务的关键，因此，就提高学生体质而言，体育教师在其中扮演非常重要的角色。

新中国成立之初，在物质资源十分匮乏，师资严重不足的情况下，体育教师凭着政治热情，积极投身体育教育工作中，有效地增强了学生体质。随着我国政治、经济、教育的发展，党和国家领导高瞻远瞩，提出"以经济建设为中心"和"科教兴国"的战略，人民的物质生活水平得到前所未有的提高，教育得到应有的重视。然而，从1985年至今的学生体质调查与研究表明，学生体质的大部分素质指标、部分健康和机能指标呈下降趋势，这似乎让人匪夷所思。究其成因颇多，但作为学校体育理念、制度，学校体育任务的直接落实者的体育教师，对实现增强学生体质的目标起着举足轻重的作用。

一、体育师资的培养与培训存在的问题

新中国成立初期，各级学校面临的繁重任务是改造旧的学校体育，建立新的学校体育，急切解决中小学师资严重短缺问题。为了响应毛泽东主席提出的"发展体育运动，增强人民体质"的号召，尽快解决体育师资短缺问题，中小学迫切从体育院校、师范院校毕业生中，从具有一定体育知识和技术的在职教师中，从具有体育特长的社会青年以及退伍军人中挑选一些人担任体育教师。1978年后，随着我国政治稳定、经济发展，教育得到应用的重视，体育师资培养也得到了飞快的发展，形成了中等师范学校、师范专科院校与师范大学3个办学层次，且把学生的学段与教师的学历———对应，形成了中师——小学、大专——初中、本科——高中的主要体育师资培养模式。另外，各地方县、市中师还大力兴办体育班，培养体育师资，以及各级体校、各省市级体工队退役运动员，补充到中小学体育师队伍中来，逐步解决体育师资短缺的燃眉之急。20世纪90年代末，体育师资数量短缺问题基本得到缓解。

在人口众多的中国，解决师资数量短缺问题，不是一件难事。但要真正解决师资质量问题，却并非一件容易的事。从上面的师资培养途径可知，最初（20世纪50—70年代）的体育师资来源是一些社会青年、退伍军人、一些在职的教师及一些示范院校毕业的学生，后来（80—90年代末）主要来自中师、师专、本科院校的体育毕业生和一些体校毕业的学生、体工队退役的运动员以及一些社会招聘的代课教师，再后来（2000年以后）师资绝大部分来自师范和体育院校毕业生。从体育师资入口来看，一般师范和体育院校生源录取分数线要比其他专业的分数线要低一个等级，而在师范专业里，体育专业的录取

分数线更是低得离谱，有的甚至是其他师范专业生源录取分数的一半，有的甚至还低；至于那些体校毕业的学生、退伍军人、社会招聘的和退役的运动员等，他们的文化素质更是令人担忧。从体育师资培养过程看，首先是培养师资的整体教育教学水平有待提高；其次是体育师资的课程设置存在着重技术轻文化教育的问题；第三，师范专业学生实习环节越来越虚无化，学生所学的体育教学理论与实践存在脱节现象等。从体育师资后期培训过程来看，由于传统重文轻武思想的影响，学校领导不重视体育工作，学校体育被边缘化，造成体育教师很少有机会参与一些培训，甚至有一些学校还阻止体育教师进行学历晋升，这些客观情况严重影响体育教师教育教学的积极性。

从上面的体育师资培养和培训的情况来看，并非在某一环节上存在问题，而是从体育师资招生的入口，到各级师范和体育院校体育师资的培养，再到在职体育教师的后期培训等环节都存在诸多问题。这些问题，伴随体育教育改革30年来依然存在，这严重阻碍体育教学质量的提高，已经成为阻碍推动学校体育发展的瓶颈。可以说，体育师资质量上不去，一切体育教育改革，都难见成效。

二、改革开放前体育师资的培养和培训情况回顾

增强学生体质，几乎贯穿我国学校体育教育教学目标的主线。为了研究体育师资的培养和培训情况对中小学生体质的影响，有必要对改革开放前体育师资培养和培训情况做一个简要回顾，阐述其对学生体质变化的影响。

（一）体育师资的培养情况

新中国成立初期，国家面临各个方面、各个层次的恢复与建设。作为教育重要组成部分的学校体育，同样面临十分艰巨的任务。首先是解决师资短缺问题。1950—1952年，国家在西南师范大学、山西大学、内蒙古师范大学等6所学校增设体育系（科），1952—1954年，建

立了上海体育学院、中央体育学院等 6 所学校。通过大力改善办学条件，增加招生人数，提高教学质量，尽快为各级学校培养更多的合格体育师资。到 1956 年，体育系（科）在校学生从 1950 年的几十人增加到 2000 多人，每年为各级学校输送体育师资 1000 多人，取得了明显的成效。[1]

随着我国教育事业的迅速发展，学校体育也急需大量合格的体育师资。为了加速培养体育师资，1959 年 8 月，教育部、国家体委联合发出《关于培养中等学校体育师资工作的意见》中提出：现有高等师范院校的体育系、科应予保留办好，不再调整出去；高等师范院校的体育系、科凡已调整出去的，今后可根据需要和可能，逐步地适当恢复；目前还没有一所高等师范院校设置体育系、科的省（市），可以根据需要和具体条件，逐步设置体育系、科。[2]根据《意见》要求，高等体育院校不断调整、增加，并且恢复和建立一批师范院校的体育系、科。另外，如广东、辽宁、北京等省市立足本地区，从在职教师、社会青年、复员退伍军人中挑选一些有体育基础的人补充到中小学教师队伍中。据 1965 年统计，全国中学体育教师达 24789 人（其中高中 4767 人，初中 20022 人）。[3]这段时期，在经济相对发展的城市中学体育教师数量短缺问题相对得到一定程度的缓解，而小学体育教师数量依然很短缺，师资力量甚为薄弱。据 1964 年上海市统计，全市共有中学体育教师 1789 人，受过体育专业训练的约占 57%，未受过体育专业训练的约占 43%；全市共有小学体育教师 1768 人，其中，大学文化程度的占 2.5%，专科文化程度的占 3%，高中和中专文化程度的占 60%，初中和速成师范文化程度的占 34.5%，其中卢湾区 203 个小学体育教师中，没受过专业训练的占 94%。[4]经济、文化、教育比较先进的上海市尚且如此，其他地区特别是农村学校的体育师资的薄弱状

〔1〕 教育部、国家体育总局档案资料.

〔2〕 国家教委体育司. 学校体育卫生工作文件选编［G］. 沈阳：辽宁大学出版社，1988：41.

〔3〕 林可，等. 我国体育师资队伍四十年发展战备［J］. 浙江体育科学，1990（4）.

〔4〕 吕型伟. 上海普通教育史［M］. 上海：上海教育出版社，1994：290.

况就更为突出了。

"文革"开始后，培养体育师资的院校停止招生，师资培训工作也被迫中断。其中，高等学校停止 4 年招生，中专停止 5 年招生，致使体育师资队伍无正常补充来源，青黄不接，后继乏人。据国家统计，整个"文化大革命"期间，我国少培养了 100 多万大专毕业生和 200 多万中专毕业生，其中包括体育卫生方面的专门人才。[1]这对后来的体育师资培养造成重大的影响。

（二）体育师资培训情况

新中国成立后，为了反对体育脱离实际和人民仅为体育而体育的思想，反对盲目崇拜美国体育的思想教育，反对锦标主义和风头主义体育，首先是尽快转变体育教师的思想，提倡集体主义观念、全心全意为人民服务的宗旨和为新民主主义事业建设，提倡关心政治，从学生的身体健康和全面发展出发。其次，建立了体育教师培训制度，强调体育教师要加强业务学习，组织体育教师在不脱离工作岗位的前提下，进行集中学习，并聘请苏联专家和国内教授进行短期训练班和体育教育理论提高班的培训。这些措施对提高体育教师的思想觉悟、改善师资的业务水平都起到一定的作用。

1957 年各地教育部门根据《学校暂行工作条例》，有计划地组织教师进修，建立和健全教师的进修制度，保证教师进修时间，采取积极措施，努力提高在职教师政治和业务水平。如从体育教师实际出发，开展各种短期班、寒暑假班，加强体育理论与实践联系，学以致用。成立校际教研组、中心站，开展教研活动，每周有半天活动时间，主要研究教材教法和体育基础理论，能者为师，互教互学，交流教学经验，组织专题讲座；各校教研组每周也进行业务学习等。[2]这些培训有效地促进在职体育教师的业务学习，提高了体育教学质量。

---

〔1〕　何沁.中华人民共和国史 [M].北京：高等教育出版社，1997：306.
〔2〕　李晋裕，滕子敬，李永亮.学校体育史 [M].海口：海南出版社，2000：54－55.

"文革"之后，由于绝大多数教师进修、培训机构瘫痪或被撤销，致使教师的进修、培训工作停止。更为严重的是，由于当时教育行政部门工作瘫痪，教师队伍管理混乱，教师被借调、流失现象十分严重。

总之，从以上体育师资的培养和培训情况来看，体育师资的培养数量不断提高，逐渐缓解了师资数量严重缺额的矛盾，同时，体育师资的质量随着体育培训组织、制度的建立和培训措施的实施也得到有效地提高。这些对规范体育教育，提高教学质量，促进学生体质健康都起到积极的作用。但由于受 1957 年的"反右扩大化"、1958 年的"大跃进"和 1959 年后连续 3 年自然灾害的影响，尤其是 10 年"文化大革命"的破坏，使体育师资建设遭受难以估量的损失，这必然影响学校体育的开展而影响到学生的体质健康。

三、改革开放初期体育师资的培养和培训对学生体质的影响

在中国共产党的正确领导下，1978 年我国实行改革开放政策，极大地推动生产力的发展，国民经济水平不断提高，同时，党和国家领导更加深刻地认识到教育对科技发展的重要性，把教育发展摆到相当高的位置。随着国门的打开，国外许多体育思想不断被引入到体育教育中，加上国内体育专家、学者提出的体育思想，形成体育思想百家争鸣的态势，这对推动学校体育发展起到非常重要的作用。

（一）体育师资培养情况

十年浩劫，"由于林彪、'四人帮'的严重摧残"，我们整个师资队伍的状况与教育战线承担的重大任务很不适应，体育师资的困难特别严重。[1]为了尽快地解决体育教师缺额问题，中小学做到每 400 名学生配备 1 名专职体育教师，各高等院校和高等院校体育系（科）要采取有力措施，逐步扩大招生名额，采取长短期结合的办法，加速培养

---

[1] 蒋南翔. 在全国学校体育卫生工作经验交流会议上的讲话 [R]. 1979 - 5 - 22.

中学体育师资。尚未建立体育系（科）的高等师范院校，应积极创造条件设置体育系（科）。[1]1977 年 10 月 12 日，国务院批转教育部《关于 1977 年高等学校招生工作意见》，高等学校开始恢复招生，1978 年前后，全国恢复和建立了 21 所师范院校的体育系（科），大大地充实了师资队伍，但短期内，依然很难解决师资的缺额问题，尤其是小学体育师资，特别是农村的小学体育师资。

　　1985 年 11 月 12 日，国家教委副主任何东昌在北京召开全国中小学师资工作会议上作《为建设一支数量足够、质量合格的中小学教师队伍而奋斗》的报告指出："党中央决定有步骤地在全国范围内实施九年义务教育，这是有战略眼光的，而要按质按量地完成这一任务，保证基础教育的水平能稳步提高，根本大计在于建立一支有足够数量的、合格而稳定的师资队伍。"[2]1986 年 2 月 27 日，国家教委发布了《关于加强中小学体育师资队伍建设的意见》中指出："当前，我国已初步建立一支体育师资队伍，但体育师资队伍的数量不足，业务水平不高，仍是当前一个很突出的问题"。为了加速培养中小学体育新师资，《意见》强调要求积极扩大现有体育系（科）的招生名额，在部分有条件的师范院校和综合大学建立体育系（科）。1987 年 10 月，国家教委印发了《关于修订全国普通高等学校体育本科专业目录的通知》，在全国 83 个本科专业点中，培养体育教师的专业点就有 63 个，年招生人数 5000 人左右。为加速培养初中体育教师，以适应普及九年义务教育的需要，自 80 年代以来至 90 年代初，全国共有近 100 个体育专科专业点。国家教委体育司在深入调查研究的基础上，于 1987 年 1 月印发了《中师体育班教学计划实验方案》（讨论稿），主要是在中等师范学校增办体育班，有条件的地方可以试办培养小学体育教师的职业高中班；中等师范学校还应在教学计划中增设体育选修课，使学生较为系统地学习和掌握体育的基本知识、技术和技能，毕业后任兼职体育教师。据不完全统计，到 90 年代

---

　　〔1〕　国家教委体育司．学校体育卫生工作文件选编［G］．沈阳：辽宁大学出版社，1988：81．

　　〔2〕　何东昌．中华人民共和国重要教育文献［M］．海口：海南出版社，1998：2333．

初期，每年培养具有本科、专科和研究生学历的体育教师达数万名，在城市基本解决了体育教师数量不足的问题。[1]

（二）体育师资的培训情况

这一时期，体育师资除了缺额问题外，其整体素质也参差不齐。为了加强体育师资的培训，提高其整体综合素质，除了各级学校为增强学生体质而进行的体育教学方法和手段的研讨交流，还举行全国中小学生体育教师培训。1979年8月，教育部在大连市举办"全国中小学体育教学大纲"学习班，全国各个省、直辖市、自治区都选派了体育教研员和部分骨干体育教师参加学习，提高体育教师对体育教学大纲的认识和理解。

从80年代初至90年代初，由于国家在短期内培养出大量的体育师资，因此，出现体育师资后期培训工作力度难以跟上的现实，尽管教育部和各级教育培训采取举办不同类型、不同层次的进修班、函授班，通过电大、夜大、电视教学以及各级采取校内、校级的互助互学等多种培训形式，千方百计地提高体育师资队伍的水平，但实际上，体育师资整体培训效果很难尽如人意。这为后期体育师资质量的全面提升埋下了隐患。

（三）改革开放初期体育师资对学生体质的影响

从体育师资培养情况来看，虽然这段时期，体育教师的数量明显大幅度提高，基本解决城市学校体育师资不足问题，广大的农村体育师资缺额矛盾也有一定程度的缓解，但在培养体育师资的师资水平、体育专业课程的完善程度及相关条件还不成熟的条件下，培养出大量的体育师资，其整体素质必然受到影响。同时由于体育师资后期培训力度不足，必然影响体育教师对体育教育思想、体育教学大纲和课程的理解，从而影响到体育教学的质量，不利于促进学生体质健康。可

---

〔1〕 李晋裕，滕子敬，李永亮. 学校体育史 [M]. 海口：海南出版社，2000：184.

喜的是，由于改革开放前学生体质状况赢弱，体质教育思想呼之欲出，同时受到改革开放政策的鼓舞，体育教师体育教学热情高涨，主动、积极进行体育教学"课课练"，有效地提高了体育教学质量，对促进了学生的体质健康起到重要作用。

四、社会主义市场经济探索期体育师资培养和培训对学生体质的影响

为实现社会主义现代化建设取得更大的成就，党和国家领导高瞻远瞩地提出了科教兴国和人才强国战略。1998 年的《面向 21 世纪教育振兴行动计划》和 1999 年的《关于深化教育改革全面推进素质教育的决定》都强调教育对人才培养的重要性，强调高素质的教师队伍是人才培养的关键。2004 年国务院批转了教育部的《2003—2007 年教育振兴行动计划》，这正是教育系统落实科教兴国和人才强国战略，加快教育改革与发展的重要举措。

（一）体育师资培养和培训情况

这段时期，在党和国家的重视和关心下，一方面加强体育院校、高等师范院校体育系以及各级地方中等师范学校等的体育教学大纲、课程设置建设，提高培养体育毕业生的质量，扩大招生数量，另一方面，完善各级教育培训机构，发挥其培训功能，为体育教师的在职进修提供更多的便利条件。

从 1992—2009 年各级学校的生师比情况来看，中小学体育师资的数量逐渐接近国际生师比的比较数据，基本符合国内生师比的实际情况；体育教师的学历、层次不断提高。（表 4 ~ 表 7）（注：表 4 ~ 表 9 的数据全部来自国家教育部资料。）

表4 1992—2009 年各级学校生师比情况

	1992 年	1994 年	1996 年	1999 年	2001 年	2003 年	2005 年	2009 年
普通小学	20.87	22.85	23.73	23.12	21.64	20.50	19.43	17.88
普通初中	15.85	16.07	17.18	18.17	19.24	19.13	17.80	15.45
普通高中	12.24	12.16	13.45	15.16	16.73	18.35	18.54	16.30

（参考国际比较数据及结合国内的实际情况认为生师比为 14～16:1 较为合理）

表5 小学专任体育教师学历情况（%）

	1997 年	2000 年	2005 年	2007 年	2009 年
研 究 生	0%	0%	0.03%	0.04%	0.09%
大学本科	0.41%	1%	9.07%	14.90%	21.95%
大学专科	9.66%	19.04%	52.26%	52.66%	51.55%
中　专	72.70%	71.26%	39.41%	31.51%	25.77%
高中及以下	17.23%	8.7%	1.23%	0.90%	0.64%

表6 初中专任体育教师学历情况（%）

	1997 年	2000 年	2003 年	2005 年	2007 年
研 究 生	0%	0%	0.10%	0.15%	0.17%
大学本科	10.60%	14.07%	22.12%	31.55%	42.16%
大学专科	59.61%	64.16%	64.41%	60.34%	52.80%
中　专	22.94%	18.57%	12.95%	7.71%	4.72%
高中及以下	6.85%	3.18%	0.42%	0.26%	0.16%

表7 高中专任体育教师学历情况（%）

	1997 年	2000 年	2009 年
研 究 生	0%	0%	0.90%
大学本科	43.01%	54.36%	87.76%
专　科	47.99%	41.22%	10.77%
高中及以下	9.00%	4.42%	0.57%

小学体育教师的学历由 1997 年的研究生、大学本科、大学专科、中专、高中及以下的 0%、0.41%、9.66%、72.70%、17.23% 到 2009 年的 0.09%、21.95%、51.55%、25.77% 和 0.64%；初中体育教师的学历由 1997 年的研究生、大学本科、大学专科、中专、高中及以下的 0%、10.60%、59.61%、22.94%、6.85% 到 2009 年的 0.17%、42.16%、52.80%、4.72% 和 0.16%；高中体育教师的学历由 1997 年的研究生、大学本科、专科、高中及以下的 0%、43.01%、47.99%、9.00% 到 2009 年的 0.90%、87.76%、10.77%、0.57%。说明中小学体育师资的学历从 1997 年到 2009 年有大幅度的提高。

代课教师的比例是反映师资数量和质量的重要指标。代课是在学校师资不足的情况下，为了开展教学而采取的临时或短期内替代专任教师教学的办法。代课教师在执行教学任务中存在很多问题，尤其是因其质量参差不齐，必然影响教学质量。新世纪以来，专任教师比例逐渐提高和代课教师的比例逐渐下降（表 8、表 9），说明体育师资数量和质量得到进一步提高。

表 8　小学代课教师与专职教师比较情况

	1998 年	2000 年	2002 年	2004 年	2007 年	2009 年
代课教师（人）	841884	551429	499146	396582	289886	250044
专任教师（人）	5819390	5860316	5778853	5628860	5612563	5633447
代/专（%）	14.47	9.41	8.64	7.05	5.16	4.44

表 9　初中代课教师与专职教师比较情况

	1998 年	2000 年	2003 年	2009 年
代课教师（人）	156967	127492	155573	119774
专任教师（人）	3697100	4005458	4537310	5006751
代/专（%）	4.25	3.18	3.42	2.39

1998 年全国有小学代课教师 841884 人，占专任教师的 14.47%，到 2009 年，小学代课教师的人数下降到 250044 人，仅占专任教师的 4.44%；代课教师现象在初中稍好点。1998 年初中代课教师为 156 967 人，占专任教师的 4.25%，到 2009 年，初中代课教师人数下降到 119774 人，所占专任教师的比例下降到 2.39%。

从上述体育教师的学历概况以及专职教师逐步取代代课教师的情况来看，这段时期，国家把体育师资工作重点，转向提高体育专业毕业生和在职体育教师的素质。教育部门采取了一系列措施，深化本专科体育专业的教学改革，提高培养新师资的质量；改进培训与进修学习的工作，加强骨干教师队伍的建设；推行的"高素质教师和管理队伍建设工程""全面提高教师素质、着力加强农村教师队伍建设"和"实施义务教育绩效工资制度，深入推进教师人事制度改革"等措施，这些对提高体育师资质量都起到一定的作用。但我们也认识到，仅仅靠教育部门的一些"工程""建设""改革"的后期培训措施对庞大的体育教师队伍来说，提高其整体素质，只能是杯水车薪。据调查，中小学体育教师参加职后培训的比例很低，有的省仅为 1.29%，已经严重影响体育教学和课外体育活动的开展。[1]

（二）体育师资对学生体质的影响

由体育师资的培养和培训情况表明，体育教师数量不足问题基本得到解决，体育教师的学历层次逐步提高，本科学历占据教师队伍的主体，出现数量可观的研究生，代课教师也逐渐淡出专任体育教师的队伍，教师队伍综合素质逐步提高。随着体育师资综合素质的提高，体育教学和课外体育活动开展情况理应出现明显的好转，但实际调查情况并非如此，主要表现为体育教师积极性不高，主动性不足，致使学校体育教学和课外体育活动无法落到实处。这也反映在 2000 年、2005 年、2010 年和 2014 年全国学生体质调查结果为下降的事实。由此

---

〔1〕 政协全国委员会办公厅文件. 关于加强我国青少年和学校体育工作的建议〔R〕. 2009 - 12 - 05.

看来，仅仅靠解决体育师资的数量和学历问题已经难以取得较好的体育教育效果。为此，2000年、2001年陈至立部长在教育部工作会议上两次强调师德建设的重要性，她认为师德建设能有效地提高体育教师对体育教育工作意义的认识，提高其思想觉悟，积极认真开展体育教育工作，促进学生体质健康。国务委员刘延东也多次强调师德建设对新一轮体育课程改革取得成功的重要意义。这不无道理。实际上，师德建设是体育师资培养的重要组成部分，从目前体育教师现状来看，师德建设更加彰显必要性和紧迫性。

五、小　结

新中国成立初期，因为体育师资数量极其有限，无法满足学校体育教育教学的需要而难以实现为学生体质教育服务的目的。1957年之后，由于政治运动和自然灾害，尤其是十年"文化大革命"，既严重影响体育教师参与体育教学的积极性，也严重影响体育师资数量增长和质量的提升，再加上经济困难，学生营养不足，学生体质状况十分堪忧。改革开放后，国家加大力度培养体育师资，至90年代初，大部分城镇学校体育师资的数量基本得到满足。在改革开放政策的鼓舞下，体育教师充分发挥主观能动性，积极投身体质教育实践，这对促进学生体质健康起到非常重要的作用，学生体质明显增强，体现在1985年和1995年的学生体质调查结果。随着改革开放的深入，尽管体育师资的学历层次不断提高，数量不断增加，但由于受到各种因素的影响，尤其是经济因素对人们价值观和道德观的影响，体育教学质量并非因为体育师资学历的提升有所改观，相反，体育教师参与体育教育教学的主动性和积极性明显不足，这必然影响学生参与体育锻炼的积极性，影响到学生体质健康，2000年、2005年、2010年和2014年的学生体质调查结果就是佐证。由此看来，在师资建设中，师德建设必须被摆到突出的位置，这对提高体育教师的思想觉悟，深刻认识体育教育具有重要意义，更是扭转学生体质下降问题的关键。因为，体育师资是体育教育中人的因素，对实现体育教学任务和目标起着决定性作用。

第二节 中小学体育教学大纲对学生体质的影响

体育教学大纲是根据体育这门学科内容及其体系和教学计划的要求编写的教学指导文件，它以纲要的形式规定了体育课程的教学目的、任务；知识、技能的范围、深度与体系结构；教学进度和教学法的基本要求。它是编写教材和进行教学工作的主要依据，也是检查学生学业成绩和评估教师教学质量的重要准则。增强学生体质作为体育教学大纲对体育教学目标的硬性规定，对促进学生体质健康起到重要的作用。

新中国成立后，党和国家领导非常重视学校体育课程建设。自1949—2003 年，我国先后颁发了 6 个小学教学计划、15 个中学教学计划、6 套教学大纲。当前，我国基础教育课程改革正在不断深化。

一、改革开放前体育教学大纲对学生体质的影响

新中国成立初期，全国没有统一的体育教学大纲和教材，体育教师上课大部分处于会什么就教什么，或是"放羊式"的状态。1950 年8 月，教育部颁发第一个《中学暂行教学计划（草案）》，规定体育课每周 2 课时，并提出体育课和课外体育活动的内容。同年，教育部研究、制订了《小学体育课程暂行标准（草案）》，首先明确规定了小学体育教学要培养儿童健康技能，健美体格，以打好为人民、为祖国建设战斗的体力基础的目标。在研究学习苏联中小学大纲基础上，1956年 3 月，教育部公布了《小学体育教学大纲（草案）》，同年 5 月，公布了《中学体育教学大纲（草案）》。这两部大纲均把锻炼身体、增进健康，促进学生生长发育和培养学生体育锻炼的习惯作为体育教学任务。

为贯彻执行1956 年新颁布的大纲，同年 11 月，教育部发出指示，

要求从 1956—1957 学年度第一学期开始在全国试行，强调试行大纲是贯彻全面发展教育方针的一项重要措施，应认真执行。为贯彻这一指示，1957 年 3 月，教育部下发《关于 1957 年学校体育工作的几点意见》，要求按试行体育教学大纲要求认真上好每周两学时体育课。但由于 1958 年的普及"四红"和"双红"运动，导致教学大纲难以实施，严重冲击了正常的体育教学秩序，影响学生的身体健康。1959—1961 年连续 3 年自然灾害及中苏关系恶化带来的经济困难，学生营养不足，体育课运动量减小，甚至有些地方停上体育课，导致学生体质下降严重。1960 年 11 月，中央文教小组召开文教工作会议，落实"调整、充实、巩固、提高"的方针，纠正体育教育工作中"左"的错误，给受批判的教师平反，这有效地调动了体育教师的积极性。1963 年 7 月，教育部在实行全日制中小学新教学计划（草案）中规定小学、中学每周均为 2 学时体育课，并规定体育课总学时分别为 442 和 412。从体育课程的角度作出这些硬性规定，有效地保证学生参与体育锻炼的时间。

1966 年后，在"停课闹革命"的冲击下，体育教材内容的编写大多以军事项目为主，体育课也改成军体课，但随着运动的深入发展，学校的体育课和体育活动均被取消。1973 年前后，各地重新编写体育教材，北京、湖北、辽宁等地编写出版中小学体育试用教材，这套教材与 1970 年的军体教材相比，有不少变化。它继承了 1961 年颁发的全国统一体育教材的指导思想，强调从增强学生体质出发，比较客观地从学生年龄、性别、生理特点、体质情况、师资状况和现有设备条件出发，以体育基本项目编写的教材。但这套教材使用后不久，被后来出现的反"回潮"，反"复辟"和"反击右倾反案风"所打乱，学校体育再次陷入混乱状态，学生体质再次受到严重影响。

这一时期，我国体育教学大纲在学习借鉴苏联中小学大纲的基础上，从无到有，并逐渐规范，确立了锻炼身体、增进健康，促进学生生长发育和培养学生体育锻炼的习惯作为体育教学的任务，但后来因受到政治运动的影响，学校体育教育受到严重冲击，体育教师受到伤害、甚至迫害，刚刚规范起来的体育教学大纲无法得以实施，也难以实现增强学生体质的体育教学任务。

二、改革开放初期体育教学大纲对学生体质的影响

（一）体育教学大纲制定和实施情况

1977 年，教育部确定以十年制为基础学制制订教学计划和大纲，并组成教材编审领导小组，邀请了 45 位专家担任各科教材的顾问。1978 年 3 月，教育部颁发《十年制小学体育教学大纲》和《十年制中学体育教学大纲》（试行草案），这部大纲分析了十年动乱期间出版的体育教材，批判了"以劳代体""以军代体"的错误理论和做法，在总结以往经验的基础上，改掉空洞的"无产阶级政治挂帅"一类的政治口号，构建了新的体育教学大纲体系（体育教材编排重申要"以有利于增强学生体质为准则"和采用发展人体基本活动能力为主、兼顾运动项目的分类为辅）。对体育教学的拨乱反正，进一步明确教学改革的指导思想，这些对体育教学的恢复和促进学生积极参与体育锻炼，增进学生体质健康都起到积极作用。

1981 年教育部发出把中学学制制定为六年，1984 年教育部颁发《六年制小学教学计划草案》，就形成了十年制和十二年制两种学制。在 1978 年大纲的基础上，1987 年 1 月《全日制小学体育教学大纲》《全日制中学体育教学大纲》修订而成，并通过了 1986 年 9 月成立的全国中小学教材审定委员的审核，由国家教委颁发。实际上，这两部大纲是作为九年义务教育体育教学大纲编订颁发前的"过渡性"大纲。1986 年 4 月，《中华人民共和国义务教育法》公布，规定"国家实行九年制义务教育"。根据《义务教育法》的精神，在调查研究和广泛征求意见基础上，对 1987 年颁发的过渡性大纲进行修订，完成了《九年义务教育全日制小学体育教学大纲》（初审稿）和《九年义务教育全日制中学体育教学大纲》（初审稿），由国家教委 1988 年颁发。这两部大纲于 1988 年经全国中小学教材审定委员会初审通过并在全国进行试

验。从 1990 年 9 月至 1992 年 7 月在全国 29 个省、市、自治区进行两个学年的教学试验，并于 1992 年 11 月，国家教委颁发了这两部试行大纲，这是新中国成立后的第一个九年义务教育中小学体育教育大纲。九年义务教育体育教学大纲明确提出：大纲是根据义务教育全日制小学、初级中学课程计划有关课程设置的规定与要求制订的，是编写体育教材、进行体育教学、评估体育教学质量和对体育教学进行管理的依据。该大纲注重体育理论与实践的结合，加强学生"三基"学习和重视发展学生运动能力。

为深化义务教育阶段课程教材的改革，以适应中小学教育地方性、多样性的特点与需要，使体育更好地为普及义务教育服务，1991 年国家教委批准上海市、浙江省试行体育教学计划，制订上海市《体育课程标准》和浙江《体育教学指导纲要》。国家教委根据上海、浙江经济发展的水平，进行体育课程教材全面改革试验，有利于在统一要求的前提下实行体育课程教材的多样化，取得了较好的教学实验效果。

（二）体育教学大纲对学生体质的影响

为落实十年、十二年制大纲内容，实现其教育目标和任务，体育教学也实施必要的改革。首先是 1979 年 4 月上海崇明中学的体育考试，对促进学生参与体育锻炼起到积极作用。全国各地尝试进行体育考试，促进了体育教学和课外体育活动的开展，但由于没有把体育考试摆到应有的位置，使体育考试的实验在 1983 年后一段时间处于停滞状态。其次是对体育教学重点的理解，是侧重锻炼身体还是学习知识技能，虽存在三种意见，最终是以增强学生体质为主的"课课练"占据上风，加强了学生的体育练习强度和密度，取得很好的体育教学效果，强化了学生参与体育锻炼的习惯，促进了学生的体质健康。

体育教学评优和研讨是教学大纲贯彻实施的良好途径，对促进体育教学经验交流，提高了体育教学质量，推动了体育教学改革起到积极作用。1984 年、1986 年和 1987 年，天津市教育局、北京市教育局和西安市教委分别组织对中小学体育教学进行评优活动和教学研讨。

1991年10月，辽宁鞍山市举行全国提高中小学生体育教学效益现场观摩研讨会。这些体育教学评优和教学研讨活动，把观摩、学习、交流、评估、研讨有机结合起来，对深化体育教学改革、交流经验、沟通信息，不断提高体育教学质量都起到了积极的作用。另外，中小学两类课程（体育学科类课程与体育活动类课程）整体教学改革，开展体育教学特色研讨以及开展多种体育教学思想和教学模式的改革试验，对丰富体育课程的内涵，推动体育教学的发展都起到一定的作用。

十年、十二年制和义务体育教学大纲，有效地推动体育教育教学改革，逐步完善体育教材。在"以有利于增强学生体质为准则"的思想指导下，学校体育形成"课课练"良好氛围，这对培养学生参与体育锻炼的兴趣，促进学生体质健康起到重要的作用。

三、社会主义市场经济探索期体育教学大纲对学生体质的影响

（一）体育教学大纲的制定与实施情况

1989年以来，国家教委体卫司在天津市和广东湛江市进行了九年义务教育体育与健康教育的实验，探讨在不增加课时的前提下，如何使体育与卫生紧密结合，增进学生健康，增强学生体质，建立科学可行的体育与卫生，理论与实践相结合的新学科体系。经过3年的实验，1992年全国中小学教材审定委员会审查通过了实验大纲，并于11月由国家教委颁布了《九年义务教育体育与健康教育教学大纲》。为配合大纲的实施，1993年4月，全国中小学教材审定委员会审查通过了由李晋裕主编的小学、初中体育与健康课本。其特点是强调体育与健康、理论与实践结合，注重提高学生体育意识，增强锻炼的自觉性，经过实验取得了良好的效果。[1]

---

〔1〕 李晋裕，滕子敬，李永亮.学校体育史［M］.海口：海南出版社，2000：239.

1996 年 12 月，国家教委体育卫生艺术教育司颁发了《全日制普通高级中学体育教学大纲》，该大纲在试验的基础上得到了修改和完善，确保 2000 年在全国范围内实施。这部大纲具有更高的理论水平，明确了高级中学体育课程的性质，确定了体育教学目的、内容、教学模式、教学评价指标体系等。理论上对促进学生积极参与体育锻炼、培养体育锻炼习惯，掌握体育"三基"，增强学生体质起到积极作用。

2001 年 6 月，《国务院关于基础教育改革和发展的决定》，进一步明确了要"加快构建符合素质教育要求的基础教育课程体系"。按照党中央国务院的要求，2001 年 6 月，教育部制定颁发了《基础课程改革纲要（试行）》，研制了包括《体育（1—6 年级）·体育与健康（7—12 年级）课程标准（实验稿）》（以下简称课程标准）在内的基础教育各门的课程标准。新的体育课程标准在结构体系上一反传统体育教学大纲的常态，向发达国家的体育课程标准靠近，大量吸收和移植国外体育课程标准的经验。体育课程的内容，强化了目标体系和考核体系，淡化了课程内容的选择和具体安排。新的课程标准把过去大纲定位的三大目标掌握技能、增强体质、道德教育整合、扩展为五个目标领域，即运动参与、运动技能、身体健康、心理健康和社会适应，又在五个领域下各自分为六个水平目标。新课标把"心理健康"与"社会适应"作为开发体育的心理与社会功能和把"身体健康"作为体育课程的目标，对体育教学内容、方法、教学评价都提出了前所未有的挑战。

新课标的理念是先进的，方向指向与国际接轨。但现在所划分的五个目标领域目前在学术界尚有很大争议，主要集中在把知识与技能混为一个目标，其认识规律与评价方式是完全不同的；把身体健康列为体育课程的主要目标，学校体育能否担当这一重任？心理健康与社会适应的多处相互交叉的问题；各领域目标分解的各自水平目标的科学性与具体区别都存在着科学依据不足或逻辑不清以及操作性较差的问题。[1]在这些问题尚未解决和弄清之前，新的课程标准于 2001 年 9

---

〔1〕 周登嵩. 新世纪我国学校体育改革与发展研究综览［J］. 首都体育学院学报，2005（5）：1－7.

月开始在 27 个省的 38 个试验区进行实验，经过 3～5 年的实验，主管教育的领导、体育专家的体育教学观摩、相关体育教学成果汇报和调查认为，"10 年来，在广大体育教师和学生的积极参与下，体育课程改革顺利向前推进，取得了令国内外瞩目的成绩"[1]，并于 2005 年向全国推广，至此，新一轮的体育课程实施全面铺开。

（二）体育教学大纲对学生体质的影响

1992 年 11 月由国家教委颁布了《九年义务教育体育与健康教育教学大纲》和 1996 年 12 月国家教委体育卫生艺术教育司颁发了《全日制普通高级中学体育教学大纲》，更加注重培养学生体育、健康意识和能力，调动学生参与体育锻炼的自觉性、主动性，对转变以往体育教学"课课练"的思想大有裨益。

始于 1998 年的新一轮的体育课程改革，是一场理论先行的改革。改革的必然性和改革方向得到绝大部分专家学者的认同。就改革成效而言，从 2001 年开始试验到 2005 年向全国推广至今，已经十多个年头，新理念层出不穷，体育教材年年更新，体育教师无所适从，体育课没有运动强度，趋向趣味化，致使体育教学质量在不断走低。事实表明，这次改革初衷是好的，但基于地方、学校条件的局限性，体育教师的整体素质无法跟上改革的要求，因此，体育健康理论、课程资源开发、各种水平目标和课程设计都难以落到实处。从客观上来讲，到目前为止，新一轮的体育课程改革，还未能解决体育教学质量问题。难怪有人戏称这场体育课程标准改革是"目标虚化，内容空化，组织散漫化，考核客气化"。面对这样的实践成效，改善或提高学生体质状况似乎都无从谈起。

这一时期，体育教学大纲的指导思想从一维的"体质观"向三维的"健康观"转变，无疑是进步的，得到绝大多数专家、学者的认同。但新一轮的体育课程改革，强化了目标体系和考核体系，淡化了课程

---

[1] 季浏，等. 我国新一轮基础教育体育课程改革 10 年回顾 [J]. 上海体育学院学报，2011（3）：77.

内容的选择和具体安排，忽视了体育教师的客观情况，因此，出现体育教师不知如何进行体育教学的现象。这不仅影响体育教师参与体育教学改革的积极性，也影响新的课程标准的落实，最终也无法实现三维"健康观"。从对部分主要学生体质指标分析结果来看，2005 年、2010 年和2014 年学生大部分体质指标继续下降就证明了这一点。

四、小　结

新中国成立之初，鉴于学生体质羸弱的现状，在借鉴学习苏联体育教学大纲的基础上，我国体育教学大纲就把锻炼身体，增强学生体质作为体育教学的主要目标，有效地保护和促进了学生体质健康。1957 年之后，限于经济条件，学生营养不良和政治运动此起彼伏对体育教师的影响，体育教学大纲落实受到极大限制。十年、十二年制和义务体育教学大纲，都强调了增强学生体质作为体育教学的准则。体育教师在改革开放政策的鼓舞下，积极认真落实体育教学大纲，尝试体育教学改革，有效地促进了学生体质健康。一维"体质观"的局限性引发学术界的大讨论，20 世纪末较为集中地形成三维"健康观"，并把"健康第一"作为新课程改革的指导思想。新的课程改革初衷是好的，但由于借鉴和移植国外一些理论的消化和吸收的局限性，泛化了学校体育的功能，混淆了知识和技能目标评价的规律性，强化了目标体系和考核体系，淡化了课程内容的选择和具体安排等。正因为新课程标准缺乏可操作性和忽视体育教师的客观现状，"健康第一"的理念无法被落到实处。

第三节　中小学体育课、课外体育活动对学生体质的影响

体育课和课外体育活动是学校体育工作最终的落脚点。学校体育教学大纲、教学计划能否得到落实，落实的效果如何，最主要看两个

方面，一是学校体育课的教学质量，再就要看作为体育课延伸的课外体育活动开展情况。体育课和课外体育活动是一个整体，是学校体育重要组成部分，因此，体育课和课外体育活动开展情况及其取得成效对实现学校体育育人目标具有重要意义，对提高学生体质起着非常关键作用。体育课和课外体育活动开展情况及其取得的效果受诸多因素影响，本章仅从体育课课时落实情况、体育课的组织情况和课外体育活动开展的时间、开展的内容等加以研究，阐述其对学生体质的影响。

一、改革开放前体育课、课外体育活动对学生体质的影响

（一）体育课对学生体质的影响

新中国成立之初，全国没有统一的体育教学大纲和教材，因此，体育课处于一种放任自流状态。1950 年 8 月，教育部颁发第一个《中学暂行教学计划（草案)》，明确规定体育课每周 2 课时，并提出体育课和课外体育活动的内容。同年，教育部研制了《小学体育暂行标准（草案)》。至 1956 年，国家相继颁发了 5 个小学教学计划、7 个中学教学计划和 2 个小学体育教学大纲、1 个中学体育教学大纲。小学教学计划对不同年级体育课周课时规定为 1~2 课时，中学教学计划规定体育课周课时均为 2 课时。同时，这些教学计划也为体育课和课外体育活动的内容做出了相关规定。至此，学生各年级体育课课时有了明确规定，体育课和课外体育活动开展有了依据。随着体育教学计划的出台，教学内容被规定，体育教师的思想观念也有了转变，体育教学组织趋于规范，不少体育教师对教学方法进行了改造和创新，采用了"分组轮换教学""四段教学法""课内外结合"以及"情景教学""游戏化教学"等方法，有效地提高了体育教学质量。

1957 年 3 月，教育部下发《关于 1957 年学校体育工作的几点意见》，对提高体育教学质量提出了具体要求：体育课每周 2 学时，要按大纲要求认真上好。在《意见》的指导下，从教育部到各地层层办大

纲讲习班，各级中小学体育教师认真学习大纲，一改以往体育课无章可循、随意进行的局面，学校体育得到前所未有的发展，体育课也逐步开展起来，有效地提高了体育教学质量。1957 年的反右扩大化，使得一部分体育教师被打成右派，1958 年的普及"四红""双红"运动，"以劳代体""以军代体"等做法，严重冲击了正常的体育教学秩序，影响了学生的身心健康。1959～1961 年的自然灾害以及中苏关系的恶化，人民生活水平急剧下降，学生因营养问题，很多学校体育课被迫暂停，学生体质下降严重。1960 年后，中央文教小组在"八字方针"的指导下，给很多教师平反，着手建立教学制度，有效地调动了体育教师的积极性。1963 年 7 月，教育部在实行全日制中小学新教学计划（草案）中规定：小学六年均设体育课，每周 2 学时，上课总时数为 442 学时；中学六年均设体育课，每周 2 学时，上课总时数为 412 学时。[1]体育课有了合理的教学内容，体育课教学周学时和总学时更加明确，并随着社会主义经济逐步恢复，教育得到重视，学校体育课不断总结经验，努力探索体育课的组织形式和方法的研究，出现了教学分组和分组教学等体育课的组织形式。这有效地调动学生参与体育锻炼的积极性，提高了体育课的质量，增强了学生体质。

1966 年"文化大革命"之后，教师被批斗、陷害，学生参加闹革命，体育课变成军体课，随着运动的深入，学校被迫停课，也就谈不上体育教学质量，更谈不上对学生体质的影响了。

（二）课外体育活动对学生体质的影响

1949—1950 年，受多种条件的制约，参与学校课外体育活动的人数很少。但受许多学生因身体不合格不能加入 1950 年抗美援朝的保家卫国运动的影响，在人民政府教育、体育管理部门的指导下，随着我国推广第一套广播操和学习苏联《准备劳动与卫国体育制度》制定的《体育锻炼标准》和《劳卫制》得以实施，各地各学校的课外体育活

---

〔1〕　何东昌. 中华人民共和国重要教育文献［M］. 海口：海南出版社，1998：1205.

动逐渐活跃起来。据1955年底不完全统计，全国有3200余所学校推行《劳卫制》预备级，180余万学生参加体育锻炼。[1]

1957年11月，清华大学校长蒋南翔发表《为祖国健康工作五十年》的讲话，把课外体育活动推向一个高潮。截止1957年底，全国约有1000多万人经常参加各项体育活动，有168万人通过劳卫制，有等级运动员9.5万多人。[2]后来由于"体育大跃进"和三年自然灾害，课外体育活动从盲目"以劳代体""以军代体"状况到学生因营养缺乏而无法参与正常的课外体育活动。1962年4月，教育部根据"八字方针"的要求发出《对当前学校体育工作的几点意见》和1964年8月国务院批转教育部、国家体委、卫生部《关于中、小学生健康状况和改进学校体育、卫生工作的报告》，分别强调：在当前情况下，学校体育工作必须从各级、各类学校学生的不同年龄、健康等情况出发，合理安排早操、课间操和课外体育活动，要求上好体育课、坚持认真做早操和课间操，并要广泛地开展学生的课外体育活动，课外体育活动每个学生每周应该安排两次，每一次一节课时间，以及适当地组织学生运动竞赛等要求。这对保障和促进健康起到积极的作用。1964年《劳卫制》在周总理的建议下改为更加符合我国习惯和面向全体学生的《青少年体育锻炼标准（草案）》，这更受到青少年学生的欢迎。由于经济的发展，生活水平提高，青少年学生迫切需要增强体质，课外体育锻炼的热情日趋高涨。截止到1965年，全国累计共有4280万青少年达到《体育锻炼标准》规定的各级标准[3]。达标活动提高了青少年学生的身体素质，增强了他们的体质。1966年1月，教育部进一步明确："体育，要坚持每天的早操或课间操，保证每周的两节体育课和两次课外体育活动"。从此，学校体育的体育课和课外体育活动就形成了以"两操、两课、两活动"为框架的学校体育新格局。

〔1〕 李晋裕，滕子敬，李永亮. 学校体育史［M］. 海口：海南出版社，2000：34.

〔2〕 人民日报社论. 社会主义体育事业大跃进［N］. 新体育，1958（6）：3.

〔3〕 国家体委群体司.《国家体育锻炼标准》手册［G］. 北京：人民体育出版社，1982：66.

在"文化大革命"中，学生课外体育活动遭受严重破坏。受无政府主义的干扰，学校的体育场地、器材损失严重，大量被占用和毁坏。1973年6月，国家体委、国务院科教组公布了《第五套儿童广播体操》，要求在全国小学中推行。1975年5月，经国务院、国家体委公布《国家体育锻炼标准条例》，要求在学校广泛施行。锻炼标准分儿童组、少年一组、少年二组、青年组4个年龄组，锻炼项目以田径、体操为主，这调动了学生参与体育锻炼的积极性。1975年底，由于"四人帮"加紧篡党夺权的步伐，又刮起了"批邓、反击右倾反案风"，全国再度陷入混乱之中，使刚刚恢复的课外体育活动又被打乱。这是一段极其特殊的时期，体育课和课外体育活动或停止、或取消、或被军训代替，学生体质受到严重影响。但到"文革"后期，据一些专家、学者回顾说，部分城市和乡村自发性群众体育活动开展较好，有效地促进了学生的体质健康。

二、改革开放初期体育课、课外体育活动对学生体质的影响

随着1978年12月中国共产党第十一届三中全会胜利召开，党和国家对学校体育工作进行全面的拨乱反正，重新确立了体育在学校教育中的地位和作用。教育思想上的拨乱反正是党和国家重视学校体育教育的前提，为加强学校体育建设所制定的制度是落实学校体育的保证。对学校体育重视不重视关键看学校体育课的教学质量高不高，对学校体育制度落实的到位不到位，主要看学校的课外体育活动开展的实不实。

（一）体育课对学生体质的影响

1978年4月14日，教育部、国家体委、卫生部联合印发了《关于加强学校体育、卫生工作的通知》明确指出：要恢复或重订"文革"中被破坏的学校体育规章制度，中小学每周两课时的体育课要认真上好；中小学要认真做好早操、课间操和眼保健操；课外体育活动，每

周最少要有两节列入课表；每天平均保证一小时有组织、有领导、有计划的体育锻炼（包括体育课、早操、课间操和群众性课外体育活动）等。1978 年的《暂行工作条例》，1979 年教育部长蒋南翔答记者问的讲话和扬州会议都把重视学校体育课和课外体育活动的开展提到相当重要的位置。如何上好体育课，提高体育课的质量摆在体育教育工作者的面前。邓小平提出教材是重视中小学教育的关键，引发了教学内容的大讨论，最后多数人认为：锻炼学生的身体和掌握体育知识、技能、技术是相辅相成的，形成了体育课"课课练"，测学生的运动负荷和练习密度的局面。在体育课的组织探讨中，上海市崇明中学的体育考试实验和育才中学试行每天一节体育课取得明显的教学效果，引起全国不少学校效仿学习。这些都有效地提高了体育课质量，促进学生参与体育锻炼的积极性。

80 年代中期以来，是我国学校体育思想理论非常活跃的时期，由于改革开放政策，各种体育教学思想兼收并蓄，呈现体育教育教学评优和研讨的高潮。表现最为活跃的是北京、天津、西安和鞍山等市，他们把观摩、学习、交流、评估和研讨有机结合起来，很大程度上推动了体育教学的积极开展，有效地提高了体育课的教学质量和学生的体质健康。

（二）课外体育活动对学生体质的影响

经 1979—1982 年修改的《国家体育锻炼标准》是促进学生参与体育锻炼的重要制度，对促进群众体育活动的开展，增强青少年儿童的体质，都起到了积极作用。1982 年 6 月 12 日，教育部发布《关于保证中小学生每天一小时体育活动的通知》（以下简称《通知》），这是新中国成立以来，第一次以制度形式要求中小学要贯彻落实学生每天一小时体育活动。《通知》要求，"学校要根据条件和学生的特点，因人、因时、因地制宜，保证全体学生每天一小时的有组织、有领导、有安排的体育活动。且强调在没有体育课的当天，都要安排一次课外体育活动，同时要保证学生课间 10 分钟到室外休息或活动。"为贯彻落实

《通知》精神，北京、江西、上海等地的部分学校采取切实有效的办法，认真落实学生每天一小时的体育活动，取得很好的成效，增强了学生的体质健康。[1]

随着我国经济的发展，国力不断增强，要取得更高的国际地位，竞技体育是突破口。为了获得与中国对等的国际地位，竞技体育被提到更高的地位。作为竞技体育的人才库——学校体育也得到相应的重视和发展。1984 年 10 月，中共中央发布了《关于进一步发展体育运动的通知》指出，必须把坚持普及与提高相结合的方针，采取有力措施，使体育运动不断向新的广度和深度发展。重点抓好学校体育，从少年儿童抓起，在增强学生体质的同时，积极开展业余体育训练，在 20 世纪末把我国建设成为体育强国。为了落实《关于进一步发展体育运动的通知》的精神，1985 年 12 月底，国家教委、国家体委在山东掖县召开全国学校业余体育训练工作座谈会，会议研究从 3 个层次落实普及与提高的方针，强调开展学校业余体育训练对促进学生体质健康的重要性。

随着师资队伍的加强，场地设施的逐步完善，学校体育在坚持普及与提高相结合的方针指导下，以"锻炼标准"为主线，以"两操、两课、两活动"为载体的学校课外体育活动出现一些新的变化。开展学校课余体育训练，为达到《国家体育锻炼标准》，是提高学生体质健康的有效形式。1982 年修订的《国家体育锻炼标准》公布以来，在全国各级各类学校广泛推行，有力地促进了学校体育开展。实施《国家体育锻炼标准》7 年以来，达到标准人数和实施面大幅度上升，截止到 1988 年底，全国达到及格以上的人数已近 2.8 亿人次，与 1983 年相比增长了 2.5 倍，优秀级人数增长了 4 倍，相当一部分省市城镇中小学校的施行面已达到 80% 以上，取得可喜的成绩。[2] 同样，体育传统项目学校的建设也取得可喜的成绩，到 1987 年，体育传统项目学校发展

〔1〕　李晋裕，滕子敬，李永亮. 学校体育史［M］. 海口：海南出版社，2000：142.

〔2〕　李晋裕，滕子敬，李永亮. 学校体育史［M］. 海口：海南出版社，2000：200.

到 2.6 万所，学生近 342 万。[1]这些新变化，有效地促进了学生的体质健康。

三、市场经济探索期体育课、课外体育活动对学生体质的影响

（一）体育课对学生体质的影响

20 世纪 90 年代以来，学校体育教育思想依然活跃，体现在各地开展体育课的教学实验中。1992 年湖南省开展的"小群体学习法"体育教学实验；1994—1995 年江苏常州市的目标教学等多种教学模式实验；1994—1995 年天津市 5 个区的 6 所小学进行的多种体育教学模式的实验；山东济宁市进行的"和乐教育"的体育教学改革实验等等。这些教学思想用不同的体育教学模式，通过各种组织形式、方法手段，调动学生参与体育锻炼的积极性，丰富体育课的内涵，提高了体育课的教学质量。

21 世纪，国家的综合国力和国际竞争能力将越来越取决于教育的发展。1999 年 1 月国务院批转教育部《面向 21 世纪教育振兴行动计划》和 1999 年 6 月中共中央、国务院做出了《关于深化教育改革全面推进素质教育的决定》，为面向 21 世纪的基础教育课程改革奠定了基础。为了实现体育课程改革的目标，国家明确要求，各地根据新课程标准的要求，认真组织尝试体育教学实验工作，各实验区教育行政部门、中小学校和广大体育教师，按照《课程标准》的理念和要求，积极开展体育课程的改革和实践，不断更新教学观念，打破了传统的按运动项目划分课程内容和教学时数的框架，建立"健康第一"的指导思想，尝试新的教学方法和教学模式，充分发挥体育课的健康育人功能。早在 2004 年 11 月 8 日，教育部下发《关于保证中小学体育课课

〔1〕 李晋裕，滕子敬，李永亮. 学校体育史［M］. 海口：海南出版社，2000：202.

时的通知》着重强调各地在制订体育课程实施计划时，应明确小学体育和初中体育与健康课的周课时要求，确保开足体育课。然而，新的体育课程自实施以来，新课时标准：1~2 年级每周 4 课时，3~9 年级每周 3 课时，在很多学校不能落实到位。一项对 8 省（市、区）8000余所学校的调查显示，76% 的学校没有按照要求开足开齐体育课，平均比规定课时少 1~2 节/周。[1]据 2010 年全国学生体质与健康调研结果：仅有 42.7% 的小学生和 25% 的初中生每周上 3 节体育课，73.5%的高中生每周上 2 节体育课。[2]这严重影响体育教学质量。据笔者等对北京市 8 所中小学的 16 个班，3 次体育课了解到，45 分钟的体育课，除了老师整队、点名、老师组织安排、示范、小结、学生休息等时间外，学生每节体育课真正参与体育锻炼时间只有 18.3 分钟。[3]实际上，不仅体育课时难以保证，体育课的教学质量和效果更是令人忧心。

（二）课外体育活动对学生体质的影响

为了增强广大青少年学生的体质健康，1998 年 9 月，教育部、国家体育总局等部门决定在全国开展主题为"为祖国而锻炼、健康地奔向 21 世纪"的象征性长跑活动。活动要求在每年秋冬季开展，每年跑100 天，每个学生每天跑 400~2000 米，活动开展时间从 1998 年 10 月至 2000 年底结束。这项活动刚开始取得了一定的效果，但到后来，就逐渐演变成长跑比赛了，参与的学生仅限于班里的几个学生了，至此，长跑活动真正变成象征性的活动了。

为了推进素质教育，面向全体学生开展好课外体育活动，确保学生每天进行一小时的体育锻炼，在总结辽宁、天津等地开展大课间体育活动经验的基础上，教育部体卫艺司于 1999 年 5 月 24~28 日，在辽

---

〔1〕 国家体育总局政策法规司编. 体育事业"十二五"规划文件资料汇编 [G]. 北京：人民体育出版社，2011：478.

〔2〕 杨桦. 增强青少年体质刻不容缓 [R]. 政协全国委员会教科文卫体委员会报告，2011.10.

〔3〕 马思远，等. 提高中小学学生每天一小时体育锻炼效益研究 [J]. 北京体育大学学报，2010（8）：108-110.

宁鞍山、营口、大连召开全国中小学大课间体育活动现场观摩研讨会。观摩会议形成在中小学开展大课间体育活动的一致要求，把它作为落实《学校体育工作条例》《全民健身计划纲要》和学生每天一小时课外体育活动的有效措施。在中小学实行大课间体育活动初衷和要求是好的，但因为无人监督和落实，最终大课间的形式依然是一套广播操，好的学校把广播操连做2次。因为限于广播操的时间、强度、做操质量，其锻炼效果微乎其微。

2005年7月教育部体育卫生与艺术教育司下发《关于召开全国"落实中小学生每天一小时体育活动"现场研讨会的通知》，同年8月教育部颁布《关于落实保证中小学生每天体育活动时间的意见》，旨在强调各地方、各中小学学校要开展好课外体育活动，落实好学生每天一小时体育活动。为加强青少年体育，增强青少年体质，2007年4月教育部等部门启动"全国亿万青少年学生阳光体育运动"，同年5月，中共中央、国务院下发"中央7号文件"专门针对学生体质下降问题，强调要落实好学生每天一小时体育活动。2010年发布实施的《国家中长期教育改革和发展规划纲要（2010—2020年）》也明确规定"保证学生每天锻炼一小时"，就连2011年第11届全国人大四次会议批准的《政府工作报告》都强调"保证中小学生每天一小时校园体育活动"。教育部为认真贯彻落实党中央、国务院的要求，2011年7月专门制定了《切实保证中小学生每天一小时校园体育活动的规定》，并严格要求，凡没有认真执行本规定的，在各种评先评优活动中实行"一票否决"。这些一连串的政策文件，其分量之重、规格之高、针对性之强、要求之严，最终结果如何呢？一项对8省（市、区）8000余所学校的调查显示：很多学校每天一小时体育锻炼时间不能保证，其中有37%的学校没有组织学生开展课外体育活动，小学和高三阶段尤为明显。[1]2005年、2010年和2014年学生体质下降的原因从这里可以找到答案。

---

〔1〕 国家体育总局政策法规司编.体育事业"十二五"规划文件资料汇编［G］.北京：人民体育出版社，2011：478.

四、小 结

在毛主席"发展体育运动，增强人民体质"题词的感召下，在"锻炼身体，保卫祖国"的政治思想影响下，有效地推动了体育课和课外体育活动开展，学生积极、主动参与体育活动，锻炼了身体，增强了体质。1957—1976年，受到"四红""双红""文革"等政治运动和经济条件的影响，体育课与课外体育活动或被"以劳代体""以军代体"，或被停止、取消，严重挫伤学生参与体育锻炼的积极性，损害了学生身心健康。改革开放初期，在体质教育思想和体育理论争鸣学术氛围的影响以及体育锻炼标准的推动下，体育课与课外体育活动开展空前活跃，强化了学生参与体育锻炼的意识，培养了学生对体育运动的兴趣和习惯，学生体质明显得到增强。随着社会主义市场经济体制的建立，盲从追求经济效益的功利主义和体育课程改革趋向理想化，再加之其它各种因素的影响，不仅体育课课时和课外体育活动时间得不到应有的保证，其质量和效果也不尽如意。尽管教育主管部门不断出台提高体育课质量和保证课外体育活动时间的政策文件，但收效甚微，学生体质状况令人担忧。

第四节 学校体育安全问题对中小学生体质的影响

近些年来，随着学校体育安全事故频发，体育安全问题日益成为影响学校体育开展的重要因素。对参与体育锻炼者来说，体育运动中出现体育安全问题本是一件常态的事，为什么在学校中，体育安全问题却阻碍学校体育的开展，最终影响到学生体质健康呢？这值得深思。

一、学校体育安全问题存在的偶然性和必然性

体育运动本身就存在风险，毛振明教授把这种风险称为意外风险

和意料中风险，其实，这些风险的存在有它的偶然性和必然性，学校体育运动也不例外。尤其对正处在青春发育期的青少年学生来说，这种必然性和偶然性都会大大增加。

（一）学校体育安全问题存在的偶然性

学校的体育安全问题存在于运动项目、体育教学、体育场地和设施器材等之中，它不具有明显的必然性，但因操作、方法、措施不当，认识、理解、条件不足等因素，必然会增加体育安全事故发生的偶然性。

不同的学校体育运动项目都存在安全问题，身体对抗性的运动项目安全问题存在的可能性要大一些，它的偶然性也会多一些，而非身体对抗性的运动项目安全问题的偶然性相对较低，但绝不能一概而论。不同的运动项目都存在自身的特点，如果能很好地认识、理解这些特点，防患于未然，必将大大降低这些风险的偶然性。比如说身体对抗性较强的篮球运动项目，如果能很好地掌握篮球技术，认识防守、突破等冲撞的合理性，把握好身体对抗的程度，将会降低安全事故的偶然性，否则，偶然性就会增多。非身体对抗性的运动项目存在同样的道理，如 100 米跑，如果在跑 100 米之前，能充分做好准备活动，积极调动身体的各项机能，则会降低拉伤肌肉和摔倒的偶然性。

学校的体育场地、设施、器材也存在很多安全隐患。重视学校体育的学校，体育场地质量高，布置合理；体育设施、器材安全性能高，质量能充分保证，加之合理的使用，必然会降低体育安全事故发生的偶然性。不重视学校体育的学校，体育经费捉襟见肘，场地器材不足且缺乏维护保养意识，再加上学生缺乏安全意识教育，体育教师使用不当，就必然增加事故发生的偶然性。对体育教学来说，它是体育教师通过运动项目，借助体育场地、设施和器材，根据教学大纲（课程标准）和授课计划，向学生传授体育知识、使之掌握体育技术和技能，培养其体育兴趣等的过程。这个过程是复杂的，凡是不注意细节就可能发生体育安全事故。因此，体育教师具有过硬的教学素养，合理运用运动项目，正确使用体育场地器材，做好学生安全教育等方面，就能降低安全事故发生的偶然性。相反，则偶然性会增加。

（二）学校体育安全问题存在的必然性

学校体育安全既然存在它的偶然性，也一定会存在它的必然性，这必然性一定有它深层次的教育、社会因素。在传统"重智轻体"思想影响下，在家长面对孩子要么百分之百的成功或百分之百的失败的抉择下，在智育考试至上的指挥棒驱使下，学校体育被边缘化的现象越来越严重，早已成为学校教育的鸡肋，食之无味，弃之可惜。

在以上因素的影响下，主管领导对学校体育重视程度不够，导致一系列的问题，如体育经费不足导致体育场地设施不完善，缺乏安全养护；学生缺少必要的体育安全教育；体育教师得不到应有的待遇而产生消极情绪，以至于开展体育教学不力；体育教师自身素养不高，缺乏体育安全教育意识；学生青春期的好动和"初生牛犊不怕虎"等特点以及学生身体机能下降严重的现状等因素，都是导致学校体育安全事故存在的必然性。

二、学校体育安全保障制度的缺失

体育安全问题之所以在学校体育中被放大，除了与学校体育安全存在偶然性、必然性，独生子女在家庭结构中的唯一性等有关外，也与学校体育安全保障制度的缺失有很大关系。因为，相关保障制度的缺失，给学校和体育教师带来很大的压力，致使学校体育中出现了"因噎废食"的现象，部分学校和一些体育教师降低体育授课难度、减少体育授课内容等。为了减少这种情况和降低体育安全问题给学校及体育教师带来的影响，国家应尽快制定学校体育安全保障制度，有法可依地处理学校体育安全事故，防范和妥善化解各类校园体育安全事故责任风险，解除学校、体育教师和家长的后顾之忧，保障广大在校学生的安全权益，避免或减少经济纠纷，减轻学校办学风险和体育教师的心理负担。

三、孩子成长的风险加剧了家长对学校体育安全的担心

每一个家长都盼望孩子能健康地长大成人并幸福地度过一生。但事实上，各种疾病、事故和灾害经常导致人的非正常死亡。据统计，1000 个出生的婴儿中，5.4% 的人会在 25 岁之前死亡。[1]2000 年第 5 次全国人口普查数据显示，中国农村地区曾有过一个孩子但后来夭折的家庭达到 57 万户。随着独生子女数量的增加，中国家庭和社会结构正在发生深刻的变化，独生子女引发的家庭和社会风险也引起了社会各界的关注。实际上，孩子成长风险在任何一个孩子成长过程中都是存在的，但独生子女这一特殊因素使风险更为突出。因为孩子的唯一性和学校体育安全问题的偶然性和必然性，以及体育安全问题对家庭造成的伤害的严重后果，必然加剧家长对孩子在学校体育锻炼中受到意外伤害的过分担心。

四、体育安全问题对学生体质的影响

也许正因为学校体育安全存在的偶然性、必然性，独生子女在家庭结构中孩子的唯一性以及学校体育安全保障制度的缺失，才使得学校体育安全问题被放大，导致学校体育发生一系列的变化，并对学生体质健康造成影响。

（一）体育课程改革淡化了学生的身体练习

20 世纪 80 年代初至 90 年代中期，在改革开放大背景下，我国学校体育全方位学习和借鉴各国的体育思想文化后，先后形成了"体质教育""快乐教育""技能教育""全面教育""和乐教育"等多种体育

---

〔1〕 http：//www.labournews.com.cn/ldbzb/ldbzgz/liluntansuo/49779.shtml.

思想，呈现出百花齐放的学术争鸣的局面。[1]这有效地推动了学校体育的发展，促进了学生的体质健康。但因学校体育一味强调学生体质，体质至上的一维生物观，确实影响学生的心理和社会健康。经过"体质派"与"健康派"的几轮交锋之后，"体质观"逐渐淡出学校体育的视线，"健康派"走上了历史舞台，并由一维身体生物观转向身体、心理和社会的三维健康观，并于20世纪末形成了较为集中的"健康第一"的指导思想。"健康观"的体育思想得到政府支持、学界的认同，符合世界各国学校体育发展的趋势。新的体育课程标准改革，以"健康第一"为指导思想，更加关注学生的身心健康，这是无可厚非的。但是，这场体育课程标准改革忽视了体育课程的基本特征——必须以身体练习、运动方式组成教材的基本体系。这场改革的"理念"甚多，东拼西凑，包罗万象，唯独忽略了身体练习。体育课程的实践性是第一位的，没有学生身体练习的实践就不是体育课。千百条冠冕堂皇的"理念"不如一个有价值的身体练习。新的课程理论更加关注培养学生的兴趣，而体育教学实践中，"培养学生兴趣"变成"满足学生兴趣"，最终体育课变成学生喜欢什么就上什么的状况。渐渐地，我们发现学生什么也不喜欢了，体育课又回归到"放羊"状态。没有身体练习的体育课，还怎么谈学生体质？这不得不让人扼腕叹息。

（二）体育安全问题使很多体育项目淡出了体育课堂

由于体育安全风险在学校体育中被放大，学校为了规避危险的运动项目给学生带来不必要的伤害所承担的责任，很多学校都不约而同地把一些主观上认为安全隐患较大的体育项目慢慢地淡出了体育教学内容。在现在的体育课上，我们很难再看到诸如田赛的铅球、铁饼、标枪、跳高、跳远，竞赛的跨栏、1500米及以上的长跑，体操的山羊、跳箱、单双杠等能够培养学生协调与判断、耐力与挑战、勇敢与坚毅等能力的运动项目了。看到更多的是把体育课分为两部分，第一部分

---

〔1〕周登嵩. 新世纪我国学校体育改革与发展研究综览［J］. 首都体育学院学报，2005（5）：1－7.

要么是"一圈跑步几节操",要么就是"队形队列测达标"(测学生的体质健康标准)等。第二部分是学生自由活动时间,即女生是散散步、聊聊天,男生是打打球、侃侃山等。还有一些体育课,老师讲些上课要求之后,就把学生放飞了。"一个口哨几个球,学生老师都自由"可谓是一些现实体育课的真实写照。体育课程改革也许正是在上有"健康第一"的政策,下有顾忌学校体育安全的对策中趋向于采取更加安全保险的做法,最终使学校体育失去了活力,体育政策在学校失去了执行效力。

(三)体育安全问题对体育教师产生的心理影响

平心而论,体育教师的责任心并不比其他学科教师差,只是很多因素制约其责任心和能力的发挥。这里仅从体育安全隐患对体育老师心理产生影响来谈体育教师开展体育教学的畏难情绪。从一线体育教师走访中了解到,现在的体育课上,经常出现学生短跑摔倒,长跑晕倒现象。这虽是小的意外事故,但足以使体育教师心有余悸,以至于在安排运动量和运动强度时顾虑重重,有时甚至不知所措,再加上学生在体育运动中猝死现象屡见报端,这更加重体育教师的心理负担。笔者在走访过程中,与一些体育教师谈及体育教学安全事故时,有的教师道出了他们心中的顾虑和苦衷。顾虑是现在学生的身体状况如此脆弱,保不准意外就发生在自己课上,于是他们尽量控制运动量,能跑的学生安排少跑点,不愿跑的绝不勉强,以此来降低意外安全事故的发生率。苦衷是现在学生都是家中宝,娇惯成性,惰性十足,受不了委屈,不服从管理,因此在体育课上,体育教师为了安排一些运动练习,真可谓是磨破嘴皮操碎了心,结果也很难收到预期效果。用体育教师自己的话来说"我们又何苦呢?"为此,体育课就出现"宁愿让学生少跑点、少跳点,运动负荷浅尝辄止,也不越雷池搞什么体育教学创新"的现象。"体育课不求出彩,但求顺顺利利;不求锻炼效果,但求平安无事。"这些都是体育教师为逃避体育安全责任所做出的"明智"的选择。

五、小 结

体育安全问题存在的偶然性、必然性，独生子女在家庭结构中的唯一性和学校体育安全保障制度的缺失，加剧家长对孩子出现体育安全事故的过分担心，放大了学校体育安全问题。这使得体育课程改革淡化了学生的身体练习，很多有锻炼价值的运动项目淡出了体育教学内容，体育教师在体育教学过程中产生畏难情绪的心理。这些都严重影响学生参与体育锻炼的积极性、主动性，影响学生挑战和超越自我意志力的培养，影响体育教师体育教学的创新和主观能动性的发挥，最终导致学校体育有形式无内容，必然影响学生体质健康。

第五节 应试教育对我国中小学生体质影响

一、什么是应试教育

"应试"，从字面理解就是应付考试，即"应付"教育与社会生活中各种必要的考试。"教育"就是根据社会良性发展的需要，培养和完善人的活动，即使人得到全面的发展，最大限度地为每一个人创设良好个性最佳成长的空间，最终为社会的良性发展不断提供最大的创新力。"应试"是检验教育效果的有效手段和方法。但是，如果"应试"以升学率的高低来检验学校的教育质量、教师的工作成绩以及学生的学业水平，就违背了教育的初衷。我们通常所说的"应试教育"，主要指脱离社会和人的发展的实际需要，以应付考试和为高一级的学校输送学生为目的的违背教育科学规律的一种教育模式，与素质教育相对应。在当今社会，尽管"应试教育"也有它的有利一面，但随着中小学家长对优质教育资源的争夺和高考制度竞争愈演愈烈，它与教育的目的渐行渐远，严重损害学生的身心健康。对此，著名社会学家卢元镇教授认为，"一门课考了40年，如何做到考题常出常新？恐怕很难。于是，高中三年不断重复做以往考题，就成了中国16~18岁花样年华青少年每天的必修课，谈不上创新，谈不上人才，谈不上想象力，更谈不上未来的大师，唯一收获的是应试能力，一种在全世界无往而不胜的中国考试能力，最终，分数上去了，身体垮掉了，伦理道德顾不上了……"

二、应试教育形成的背景与分析

"应试教育"古来有之，中国古代的科举考试就是现代应试教育的雏形。毋容置疑，存在千年的科举考试制度，是人才选拔较为科学的，行之有效的机制，为中国培养了大量的人才。随着封建制度的泯灭，科举考试制度也随之消亡，但其影响深远。

新中国成立后，党和国家领导非常重视和关心教育，深刻地认识到教育对一个国家发展和民族崛起的重要意义。因此，穷国办大教育的思想在祖国大地得到广泛传播。从1949年至1978年之前，尽管我国社会主义教育不断取得进展，但局限于各种错综繁杂政治、经济的因素，始终未实现教育的大发展和繁荣。这段时期，绝大部分人口都依附于农田，尤其是1966年受"文化大革命"的影响，停止高考招生制度，人才激烈竞争机制尚未形成。

1977年9月，教育部在北京召开高等学校招生工作会议，决定恢复高考。这一决定，给饱受种种生活磨难的青年以极大鼓舞，使他们燃起了报效祖国、改变命运的希望，从此，高考大战拉开了序幕。

随着高考激烈竞争程度的加剧，改革开放政策对人才的需求，独生子女政策的实施等种种原因，使得社会对教育期望和需求在不断升温。曾经淡化的应试教育，逐渐成为家长和学校的新宠，其背后有深层次的社会因素。"望子成龙""望女成凤"是中国传统家庭教育中根深蒂固的一种观念，当承担"成龙""成凤"的重任落到只有一个孩子身上时，父母乃至家族的全部希望自然就会落到这个孩子身上。当今社会结构不断发生变迁，个体受教育的程度日益成为劳动者获得就业机会的重要条件和决定性因素，获取教育资源的能力往往导致了社会分化和个人实现向上流动的重要因素。现在，再也没有社会主义的"大锅饭"和"铁饭碗"了，减员增效、下岗分流、失业对家庭和个人的生存与发展都带来了极大的压力，因此，父母把更大的期望和责任转移到孩子身上。学校，培养人才的摇篮，它服务于社会，受到国家领导的重视。学校要生存、发展受各种因素制约，其中国家对学校的评价机制是影响学校生存、发展的最重要因素。因为它决定着学校的存在与否、办学经费、办学质量，甚至是校长的升迁与降职和老师的命运等方面。目前，评价一所学校，首先看学校的办学质量，体现教学质量的最主要是学校的升学率。升学率高，在地区的综合排名就靠前，获得上级的各种办学经费就多，连带的效应是学校建设就好，领导升迁机会和教师的薪酬就高等等。因此，学校的升学率是学校生存的法宝，发展的基石；没有升学率，不仅上级不重视，社会和家长也会唾弃它的存在。学校为了生存和发展，其教育只能走上疯狂"精英教育"之路。成为应试教育的推手还有人才多、就业难、不断趋向高消费人才观、教育资源不足、学而优则仕等社会因素。

三、应试教育——影响学生体质健康的根源

中小学负担过重，如一片浓重的阴云，压得学生和家长喘不过气来，快乐体育学生快乐不起来，终生体育终生不下去，减轻学生负担的呼吁喊了又喊，文件下达不少，会议一层层地开下去，然而依然故我，甚至变本加厉。[1]著名教育家叶圣陶先生在生前甚至发出了"救救孩子"的惊呼。学生的学业负担为什么这么沉重？下面从3个方面，即学生的分数观、家长的成才观和学校的升学观来剖析导致学生学业负担过重，影响学生体质健康的成因。

---

〔1〕　卢元镇.中国体育文化忧思录［M］.北京：北京体育大学出版社，2007：136 - 137.

（一）片面追求升学率的教育观——孩子很苦

学校作为教育人、培养人的教育机构，它们面临生存和发展危机，而衡量其生存、发展的标准，是其在乡、区、县乃至市一级的升学率和排名。因此，学校升学率不高，各科竞赛名次不好，就牵涉到任课教师的工资、职称甚至是丢工作；年级竞赛名次不靠前，教导主任面临解职；在乡、区、县等排名落后，校长位子岌岌可危。如果出现地区升学率滑坡，地方父母官都要向社会致歉。据报道，2005年山西榆社县由于高考成绩"大面积滑坡"和"严重倒退"，县委常委通过电视向全县人民公开道歉，全县唯一的高中全体领导班子停职，在全省范围内高薪聘请校长。[1]

为了升学率，校长动用一切社会资源招好生源，因为好生源意味着高升学率，意味着保住位子，还有升迁的希望；为了升学率，学校基层管理者量化考核指标，给一线教师戴上实现升学率的紧箍咒，谁不努力，紧箍咒语就会生效。为此，一线教师必须使出浑身解数，他们为了家长的高期望值、孩子的理想、学校的未来，更是为了自己的前途，他们绞尽脑汁、挖空心思，采用强输硬灌强制力，题海战术挖潜力，科科竞赛找动力等办法，只要能把学生成绩"教"上去，不管"红校服与蓝校服""红领巾与蓝领巾""坐单桌"的歧视教育，也不管打手心、站墙根的暴力教育等等。总之，只要能达到提高升学率的目的，只要是行之有效的方法，他们就敢于尝试。

（二）分数至上的学业观——孩子很累

"分、分，学生的命根"，这句话道出了分数对学生是何等的重要！学业本是学生提高素养、培养能力、理解社会的一种社会活动，曾何时考试赋予它负罪的使命。对孩子来说，分数影响他们的自尊心、家长的面子，影响他们在老师心目中的地位直至他们的未来和前途。为

---

[1] 蒋建华，赵学敏.2005教育中国［M］.广州：广东教育出版社，2006：127－140.

此，学生为了自尊心，做个争气的孩子、好学生，也为了自己光明的前途，学生尽其所能，耗尽体能、动用潜能，他们不得不晚上熬夜做作业，早上早起赶上学，周末挤时间上辅导班，长期如此，疲于奔命，只为考出个好成绩。据调查显示：有34%的中学生和19.6%的小学生感到课业负担"很重"，有12.5%中学生每日家庭作业时间超过3小时，有15.3%的小学生每日家庭作业时间超过2小时（其中有4.5%的时间超过3小时），有28.9%的学生"没有时间锻炼"。[1]

（三）家长望子成龙的成才观——孩子很无奈

高期望值，孩子如同背负一座大山，主要表现为家长对孩子学历和未来职业的高期望值。由于受到我国传统教育观念的影响，加之社会上一些用人单位存在片面追求高学历的倾向，致使父母对孩子的学历要求和期望普遍较高，其中独生子女家长表现尤为突出。为了孩子成才，家长尽其人脉资源、不惜重金，让孩子上好学校，享受更好的教育资源；尽可能挤出孩子休息时间，利用周末给孩子报各种辅导班，唯恐孩子落后；尽其说教能力，教育孩子要"吃得苦中苦，方为人上人"，有时不惜动用强制力督促孩子学习，为的就是把学习搞好，争取考上好初中、重点高中、名牌大学，最终找到好工作，实现孩子成才的理想。据调查显示：在小学生中，有36.3%的家长希望他们读到硕士、博士程度，有30.8%初中生的家长希望自己孩子能读到硕士、博士程度。这种高期望值在独生子女中更为严重，据调查显示：独生子女中约占48.3%的小学生认为父母期望他们读到硕士、博士学历，约占40.8%的初中生认为父母期望他们读到硕士、博士学历。[2]难怪有人感叹：在教育资源相对不足的情况下，片面追求升学率和家长望子成龙的推波助澜下，学校教育把应试教育制度演绎得淋漓尽致，素质教育在应试教育面前只能显得苍白无力！

---

〔1〕　中国学生体质与健康研究组编.2005年中国学生体质与健康研究报告 [R]．北京：高等教育出版社，2008.

〔2〕　郝克明.中国独生子女群体实证研究 [M]．广州：广东教育出版社，2010：7.

四 、 小 结

从应试教育形成背景看，在 1977 年恢复高考之前，由于政治运动的影响、经济条件的制约，尤其是落后的农业大国的性质，使得绝大部分人主要依附于农田，激烈的人才竞争机制尚未形成。高考恢复后，由于中国人口众多，高考竞争激烈程度逐渐加剧，改革开放政策对人才的需求，独生子女政策的实施以及在传统教育观念等种种原因影响下，使得社会对教育期望和需求在不断升温，并渗透到教育的每个环节：学生不惜以身体为代价追求高分，家长不惜一切代价争抢各种教育资源为孩子成才创造条件，学校用尽各种手段和办法追求升学率。这些无不摧残了学生的身体，影响学生的身心健康。

本章小结

从上述的研究分析认为，影响学生体质的各教育因素之间不是孤立存在的，而是相互联系、相互作用、相互叠加共同作用于学生体质，影响学生体质健康。这些因素中，体育师资是人的因素，对理解、贯彻体育教学大纲精神，开展体育教学和课外体育活动起着决定性作用。相反，体育教学大纲为体育教师开展体育教学和课外体育活动确立了目标、指明了方向，体育教学和课外体育活动的开展成效是检验体育教师工作成绩的主要指标，对体育教师起着重要的督促作用。学校体育安全因为独生子女在家庭结构中的唯一性，体育安全问题存在的偶然性、必然性以及相关法律制度的缺失，使之危害性在学校体育中被放大，并影响到体育教学大纲的制定，影响到体育教师的心理，最终影响体育课和课外体育活动的正常开展。应试教育是影响学生体质的根源，其孽根性在于片面追求升学率，重视智育轻视体育，忽视学生的体质健康，边缘化了体育教师的地位，影响体育教师能动性的发挥，导致学生体质的下降。

第四章　影响我国中小学生体质下降的社会因素分析

社会因素的复杂性和影响学生体质的多因性，决定影响学生体质因素的多样性和复杂性。本章仅从生活方式、学生营养和独生子女政策等3个方面研究分析它们对学生体质的影响。

第一节　生活方式的变迁对学生体质的影响

生活方式对人的体质健康产生重要影响，而中小学生作为社会群体中最具发展潜质的特殊人群，正处在身体、心智加速发育期，是养成性教育最佳年龄期，因此研究我国自1949年以来生活方式的变迁及其对学生体质的影响就具有重要意义。

一、对生活方式概念的理解

衣、食、住、行是人类最基本的生活方式。它是社会人，在各种观念、环境等因素的影响下，根据各自的生活需要形成相对稳定的生活形式和行为特征。

对生活方式的理解，很多学者提出不同的概念。《中国大百科全书·社会学卷》对生活方式的定义相对更加权威，即"不同的个人、群体或社会全体成员在一定的社会条件制约和价值观约束下，所形成的满足自身生活需要的全部活动形式与行为特征的体系"。通常情况下，又把生活方式分为广义和狭义。广义的生活方式一般指整个人类生存的活动方式，包括人的本身的生产方式、人类物质资料的生产方式和两种生产过程中所形成的精神生活方式和物质生活方式，也就是整个人类生存活动类型的总和；狭义的生活方式是指在一定生产方式和其他社会客观条件制约下的有关精神生活和物质生活的典型形式和总体特征，其包括人的衣食住行、社会交往、休息娱乐等精神生活和物质生活的价值观、道德观、时间观、消费观以及与这些观念相适应的行为模式和生活习惯。[1]随着社会的发展，人类的生活内容、生活风格日益丰富，人们的生活质量、生活水平也不断地变化和提高，与此相适应，人们对生活方式的内涵予以更多的内容。本研究是从狭义的生活方式这一意义上探讨生活方式的变迁对我国中小学生体质的影响。

二、生活方式与体质的关系

随着我国政治、经济和文化教育的发展，人们对生活质量和健康的要求不断提高，加强体育锻炼，促进身体健康越来越受到人们的重视。物质生活水平的提高仅为体质健康提供了一个必要条件，但非充分条件，因为体质健康并不仅因为物质生活水平提高而必然增强。我国经济发展，人们生活水平不断提高，而国民体质调查与研究的数据表明，国民体质整体状况却在下降的事实就证明这一点。[2]

体质健康是人体健康的主要组成部分。人类在生存过程中，体质健康除了与遗传、环境、营养、体育锻炼等有关，与人的生活方式也有着极为密切的关系。生活方式是指人的个体或群体日常生活的习惯行为，包括运动习惯、作息习惯、饮食习惯、嗜好等所有的生活习惯。研究表明良好的生活方式可以使人获得健康，可以使高血压发病率减

---

〔1〕 孟紫强. 生活方式与健康 [M]. 北京：科学普及出版社，2009，6.

〔2〕 刘梅英，等. 体育强国视域下我国群众体育发展对策探索 [J]. 武汉体育学院学报，2009，43 (7)：9-13.

少 55%，使脑卒中减少 75%，使糖尿病减少 50%，使恶性肿瘤减少 35%，使人均寿命延长 10 年，且大幅度提高生活质量，而不良的生活方式则会给人带来疾病。[1]世界卫生组织研究报告显示：影响人的健康长寿主要有 5 大因素：遗传占 15%，自然环境占 10%，社会状况占 7%，医疗条件占 8%，而生活方式占 60%。由此可见，良好的生活方式能促进人的体质健康，不良的生活方式是造成体质下降甚至患疾病的主要因素。

三、改革开放前我国生活方式的变迁对学生体质的影响

（一）改革开放前生活方式的变迁

1949 年新中国成立后，随着公有制、人民民主专政政权的建立和集体主义、共产主义价值观的确立，为我国的政治稳定、经济发展奠定了基础。从新中国成立到改革开放前的 30 年时间里，我国经济和教育得到一定程度的发展，人民的衣食住行条件逐步得到改善，人民的生活方式发生一定程度的变化。但受到政治、经济、教育、自然因素的影响，人民的生活方式经历了曲折和艰苦的探索过程。

新中国成立初期，在巩固人民政权的前提下，我国开始进行大规模的经济建设和农业、手工业、资本主义商业的社会主义改造，重视文化教育，改造旧学校，建立新学校，推动我国政治、经济和文化教育的发展。根据国家统计局 1959 年的统计，如果农民收入指数以 1952 年为 100 的话，1953 年为 106.9，1955 年为 120.7，1957 年为 127.9。[2]1952—1957 年全国人均粮食消费量每年在 400 斤左右，同时，细粮的比例有所增大，副食量也有所增加，虽说仍然无富余，但是和解放前相比，已经是大有改善了。饮食支出在全部收入中的比例有所减少。在城市，公交车增加，成为城市的主要非人力交通工具。同时，自行

---

〔1〕　刘云章．生活方式与健康［M］．北京：中国社会出版社，2008，10.
〔2〕　伟大的十年［G］．上海：上海人民出版社，1960.19.

车拥有量迅速增加，到 1950 年全国有自行车 2.1 万辆，至 1957 年增加到 84.7 万辆。在城市，党和政府重视改善人民群众的生活条件，对人民的住房投资不断加大，住宅面积不断增加。到 1957 年，新建住宅面积累计已达 10916 万平方米，这些住宅面积缓解了城市住房难的问题。[1]

1957 年的反右政治扩大化、1958 年经济生产的"大跃进"、1959—1961 年的 3 年自然灾害和中苏关系恶化，以及以西方为首的反华敌对势力等一系列事件，较为严重地影响我国的政治、经济和教育建设，使人民的生活方式经历了曲折的过程。随着 1960 年后的"八字"方针的提出，纠正了政治、经济建设的失误，恢复经济建设和重视文化教育，取得了一定的成绩。据史料记载，在"大炼钢铁"和"大办食堂"的年代，整个国民经济暴露出许多问题。到 1959 年初，工农业生产比例失调，极大地破坏了社会生产力，出现了巨大的财政赤字和市场的副食品和其他生活用品供应紧张的情况。特别是农业生产形势急剧恶化，由于人民公社化运动严重地挫伤了农民生产的积极性，加上 1959—1961 年我国农业生产连续 3 年遭受大面积自然灾害，农副产品急剧下降，到 1960 年的粮产量降至 1951 年的水平。由于食品奇缺，许多人因饥饿而发生浮肿，非正常死亡人口大增。在最基本的物质需求——吃饭问题都无法解决的情况下，人们精神生活的建设更是困难重重。

10 年"文革"是一段极其特殊的历史时期，致使我国政治、经济和教育建设遭受极大的破坏。"文革"期间，国民经济的重大比例关系严重失调，国民收入增长缓慢，人民生活水平受到严重影响。这 10 年间人们生活基本停留在 20 世纪 60 年代中期的低水平上，没有进一步改善。那段时间，农民年均现金收入 60 元，城市职工月收入 60 元。

---

〔1〕 中华人民共和国统计局编．我国的国民经济建设和人民生活〔G〕．北京：统计出版社，1958：303 - 320.

在近 20 年的时间里没有变化，按照国际标准一直处于贫困线以下。[1]
十年内乱期间，全民所有制各部门职工，除 1971 年调整了部分低工资
职工的工资外，再也没有动过。1966 年全民所有制各部门职工的年平
均工资是 636 元，到 1976 年下降到 605 元，不仅没有增加，反而降低
了 4.9%。农民的平均纯收入在这 10 年中也基本上没有增加。农民终
年辛勤的劳动，却难解温饱。这期间，除粮食外，人均占有的重要农
产品的产量也所增无几，甚至还下降。住宅建设投资大幅度下降，人
口大量增加，造成了城市居民住房十分拥挤的状况。三四代人挤在十
几平方米的房子内，这种状况在一些大城市中十分普遍。[2]

　　总之，新中国成立初期的七八年时间里，人民的衣、食、住、行
等生活水平有所提高。但从 1958 年"大跃进"到"文革"近 20 年时
间里，由于"左"倾错误思想的影响，中国为追求先进社会生活方式
趋于激进，以致于抛弃理性和科学，不顾低下的生产力水平的实际情
况，幻想通过大规模的群众运动实现理想的社会生活方式。正如邓小
平所说，这个时期"没有制定出为发展生产力创造良好条件的政策，
社会生产力发展缓慢，人民的物质和文化生活条件得不到理想的改善，
国家也无法摆脱贫穷落后的状态。"

（二）生活方式的变迁对学生体质的影响

　　在中国共产党的正确领导下，中国从一个半殖民地半封建的旧中
国建立起一个崭新的国家。在生产力十分落后，物质资料极其匮乏的
情况下，中国人民面临艰巨的各项建设任务。

　　新中国成立初期是我国巩固政权，恢复经济生产和创办教育的时
期。在经济比较落后，物质资源匮乏的情况下，学校教育面临改造旧
教育、建设新教育的艰巨任务。因此，这段时期，学生的衣、食、住、
行等各方面条件比较艰苦，尤其是吃的问题面临很大的困难。为此，

---

　　[1]　唐秀云.20 世纪中国社会生活方式现代化问题研究［D］.东北师范大学，博士论
文，2006.
　　[2]　邓小平会见新加坡第一副总理吴作栋时的谈话［N］，人民日报，1987 - 05 - 30.

毛主席两次写信给教育部长马叙伦，强调要注意学生健康。因为粮食相对短缺，学生营养不足，学生尽量减少各种活动和游戏，以保证身体能量的消耗。在物质资料匮乏情况下，学生很少能穿暖，居住条件相对比较简陋，没有自己的生活空间，往往是一大家人住在一起。交通条件非常差，交通工具很少，绝大部分学生都靠徒步上学。

经过新中国成立后七八年经济建设和发展，工农业都取得一定的进步。但由于党的主要领导对胜利的骄傲情绪和建设经验的不足，在指导方针上有过严重失误，加上中苏关系恶化和三年自然灾害，极大地影响和破坏经济的发展。1957年的粮食产量还是19505万吨，到1962年只有15441万吨，为此，很多地方饥荒严重，粮食奇缺，学生最基本的营养都难以保证，学生的健康受到严重威胁。经济得不到发展，学生在居住、交通等方面的条件更是难以保障。这段时间，学生除了参加一些政治运动外，很少参与体育锻炼和游戏，一切仅限于维持生活，生活方式没有得到改善，学生健康状况堪忧。

十年"文革"致使我国的政治、经济和文化建设遭受极大的破坏，使贫穷落后的人民生活雪上加霜，是我国生活方式的一次倒退。在这样的历史背景下，学生不是被停课，就是被参加一些"活动"。在基本物质生活难以保证的条件下，学生的衣、食、住、行等方面依然停留在相对落后的状况。这不但影响学生正常的生活方式，也使学生的健康无法得到保障。通过访谈了解到，"文革"后期，远离政治斗争的部分城市、农村地区自发性群众体育活动开展较为活跃，对学生的生活方式产生积极影响，部分学生得到了体育锻炼。

这段时期，受到生产力发展缓慢、政治相对不稳定和教育得不到应有重视的影响，尤其是经济落后，物质资源匮乏，学生营养难以保证的生活条件下，学生的生活活动形式受到极大的限制，其衣食住行等生活方式没有太大的改观，这些对学生体质健康产生严重影响，使其整体的体质状况处于较低的水平。

四、改革开放后我国生活方式的变迁对学生体质的影响

（一）改革开放后生活方式的变迁

在人类历史的每个时代，一定社会的生产方式都规定该社会生活方式的本质特征。在生产方式的统一结构中，生产力发展水平对生活方式不但具有最终的决定性的影响，而且往往对某一生活方式的特定形式发生直接影响。[1]当代科学技术的进步和生产力的迅猛发展，成为推动人类生活方式变革的巨大力量。

1978 年 12 月，中国共产党第十一届三中全会的胜利召开，确立了我国政治、经济和文化教育的新起点。30 多年来，我国始终坚持改革开放，坚持以经济建设为中心，在国民经济持续快速发展的基础上，人民生活水平显著得到改善。我国居民生活由贫困到温饱、由温饱到小康实现了两次历史性跨跃（图 14），居民物质生活整体上由量的满足逐步转向质的提高，由以生存资料消费为主逐步转向以发展和享受

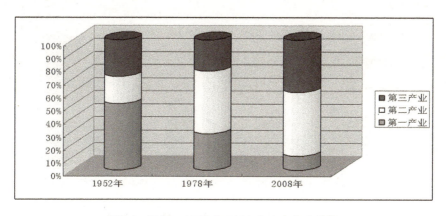

图 14　1952、1978 和 2008 年三次产业结构

---

[1]　香港科讯国际出版有限公司. 生活方式 [M]. 广州：广东经济出版社，2006，1.

资料消费为主，政治生活、精神文化生活和闲暇生活日渐丰富，社会流动活跃，价值观念开放，进入到全面建设小康社会和构建社会主义和谐社会的新时期，现代化的社会主义生活方式逐步建立。

产业结构发生重大变化，改变了人们的劳动方式。我国经济的快速发展，加快传统农业社会向工业社会的转变，使社会的就业结构发生了历史性的变化，产业结构基本实现由农业为主，向第一产业、第二产业和第三产业协同发展的转变。新中国成立初期，农业在国民经济中占据主要地位，1952 年农业增加值占国内生产总值的 51%。60 多年来，党中央、国务院十分重视产业协调发展问题，到 1978 年，工业占比由 1952 年的 17.6% 提高到 44.1%，而农业占比则由 51% 下降到 28.2%。实行改革开放政策之后，以工业为主的第二产业得到快速发展，第三产业也得到大力促进，到 2008 年，第一产业由 1978 年的 28.2% 下降到 2008 年的 11.3%，第二产业由 1978 年的 47.9% 上升到 2008 年的 48.6%，第三产业则由 1978 年的 23.9% 上升至 2008 年的 40.1%。产业结构由第一、第二产业向第三产业重大转变，意味着中国人的劳动生活方式发生了根本的变化。[1]（图 15 ~ 图 18）

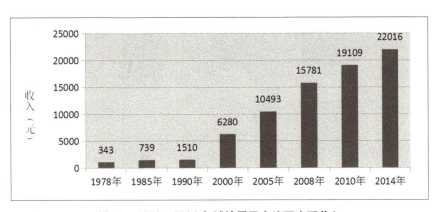

图15　1978—2014 年城镇居民人均可支配收入

---

〔1〕 中华人民共和国国家统计局编. 中国统计年鉴（1949 - 2009）〔G〕. 北京：中国统计出版社，2009.

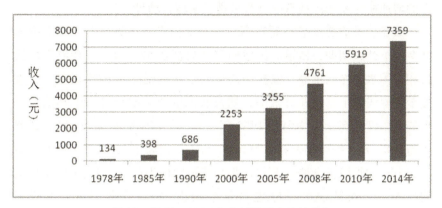

图16　1978—2014年农村居民人均纯收入

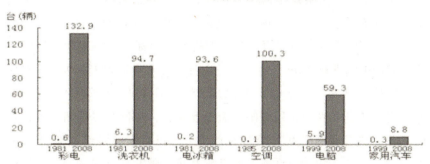

图17　城镇居民每百户拥有耐用消费品变动情况

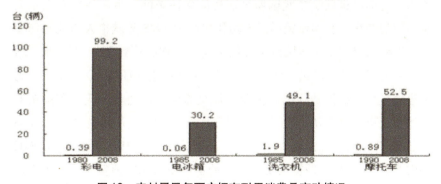

图18　农村居民每百户拥有耐用消费品变动情况

　　城乡居民收入增长速度逐步加快，生活水平逐步改善。中国统计年鉴（2014）数据显示：城镇居民人均可支配收入1978—2014年年均增长10.7%；1978—2014年农村居民人均纯收入年均增长10.9%。收入的增加使城乡居民拥有的财富呈现快速增长趋势。

城乡居民消费水平不断提高，消费结构得到逐步改善。新中国成立至改革开放初期，城镇居民恩格尔系数都在57%以上，在温饱最低线和贫困水平之间徘徊，农村居民恩格尔系数则高达60%以上，一直处于贫困线以下。改革开放后，居民收入的快速增长带来了其消费水平的大幅度提高，人均消费1952年为80元，1978年为184元，2008年为8181元，按可比价格计算，比1952年提高了15倍，年均实际增长5.1%，比1978年提高8倍，年均实际增长7.6%。居民消费结构也明显改善，城镇居民家庭恩格尔系数由1957年的58.4%下降到37.9%，农村居民家庭由1954年的68.6%下降到43.7%。从耐用消费品看，洗衣机、彩电、电冰箱、电话、空调等在城镇地区逐步普及，汽车、家用电脑等高档耐用消费品拥有量大幅提高。2008年，城镇每百户家用电脑拥有量59.3台，彩色电视机拥有量达到132.9台。农村居民彩色电视机、洗衣机、电风扇、摩托车等普及率也不断提高。2008年，农村每百户家用电脑拥有量5.4台，彩色电视机拥有量达到99.2台。电话普及率由1990年末的1.1部每百人提高到2008年末的74.3部每百人，移动电话普及率迅速上升，到达48.5部每百人。[1]消费水平的提高也反映在我国城乡居民的居住条件和生活环境发生了天翻地覆的变化。我国城镇居民人均住房面积1978年城市人均住宅面积6.7平米，2008年我国城镇居民住房面积人均已达到28.3平方米，增长了4倍多；住房质量、住房成套率、配套设施与环境大为改观。[2]为促进城乡居民的消费，国家不断增加交通保障性消费，铁路和民用航空的建设里程分别从1978年的5.17万公里、14.9万公里增加到2008年的7.97万公里和246.2万公里，高速公路也从1978年的无到2008年的6.03万公里。便捷的交通，拉动了城乡居民的消费，提高了人们的生活质量，改变着人们的生活方式。（表10）

〔1〕 中华人民共和国国家统计局编.中国统计年鉴（1949－2009）〔G〕.北京：中国统计出版社，2009.

〔2〕 http://sz.centanet.com/html/2011－10/2011－10－10－10－49.html.

表10 1978—2008年铁路、高速公路和民用航空营业里程（单位：万公里）

	1978 年	1985 年	1990 年	1995 年	2000 年	2005 年
铁　　路	5.17	5.52	5.79	6.24	6.87	7.54
高速公路			0.05	0.21	1.63	4.1
民用航空	14.9	27.7	50.7	112.9	150.3	199.9

事实证明，从1978年实施改革开放以来，科学技术的进步和生产力的迅猛发展，带动了产业结构的转变，提高了城乡居民的经济收入和消费水平，成为推动其生活方式变革的巨大力量。随着我国城乡居民生活质量不断改善，大家由吃饱到逐步吃好，由穿暖到穿好，由低档到中高档，生活用品由少到多，居住面积和居住质量逐步提高，出行越来越便捷，信息沟通畅通，拥有更多余暇休闲健身的时间，精神生活更加充实。

（二）生活方式的变迁对学生体质的影响

富有卓越远见的政治领导，科学的经济决策和教育为本的人文理念，为我国经济快速发展开启了动力。从农业产量的年年丰收到工业产值的突飞猛进，从产业结构的科学变化到消费水平的不断提高，城乡居民极大地改善衣食住行的质量，也影响着其生活方式，尤其对独生子女政策下成长起来的学生来说，他们的生活方式出现新变化，影响着他们的体质健康。

应试教育环境严重影响学生的生活方式，损害学生身体健康。"重智轻体"的教育思想和独生子女政策共同演绎着升学和高考大战，加剧孩子的学习压力。为了不让孩子输在起点上，家长从幼儿园就开始给孩子报各种兴趣班，从小学开始报各种学习班，孩子忙完学校课程，周末进入各种兴趣班、学习班，本该属于孩子天真烂漫玩耍和游戏的余暇时间，基本上被各种学习全部占有；学校为了升学率和排名，利用一切可以利用的时间（甚至不惜挤掉体育课和体育活动时间）给学生上课，课后还给学生留下大量的作业。学生为了做个好孩子和好学生，不顾睡眠不足和视力下降依然加班加点完成作业，以博取家长的赞赏和老师的认可。因此，学生成绩上去了，视力却下来了；学校升学率和排名上去了，学生的体质却下来了。

现代化的生活环境改变学生的生活方式，影响学生的身体健康。逐渐改善的居住环境，学生拥有自己的生活空间（卧室）。在独处的生活空间里，能躲避家长的监管，为网络上瘾提供了条件（青少年网络成瘾已经成为影响孩子身心健康的社会问题）。同时，这种独处的环境加上独生子女的家庭结构，使得学生更少与别人交流的机会与时间，以至于影响学生的心理健康；发达的网络媒体，如随处可见的网吧、丰富多彩的电视节目、人人都拥有的手机，花样百出的杂志、科幻离奇的小说等等，无时无刻不吸引学生注意力，占据学生大部分余暇时间，也占据着学生本该参与体育锻炼的时间。

经济现代化为人们的出行提供了极为便捷的交通条件。现在无论是城市还是乡村，现代化的交通工具已经取代人力步行。学生作为新一代备受呵护和关爱的子女，尤其是独生子女，上学来回不是父母接送，就是乘坐交通工具，连上下楼都有电梯可乘，以往的徒步上学的出行方式再也不见了。

五、小 结

生产力发展水平对生活方式起着决定性的影响。改革开放前，我国生产力发展水平相对落后，生活必需品匮乏、住房简陋、交通条件较差，学生仅能维持最基本的衣食住行，在其间的某些特殊时期，学生连最基本的温饱都难以保证。落后的经济状况无法满足学生生活的活动条件，也没有太多的生活活动形式，这种落后的生活方式，尤其是粮食奇缺，学生营养不足，严重影响学生的身体健康。改革开放后，随着科学经济政策的落实，极大地促进生产力的发展，居民的收入和消费水平不断提高，其生活质量逐步改善。对养成性教育关键期的学生来说，快速变化的生活方式，丰富的营养条件、独处的生活空间、令人眼花缭乱的信息网络等，因为缺乏一系列的教育环节，再加上学习的压力，学生养成许多不良的生活方式和习惯，这对学生身体健康造成极大的危害。

第二节　独生子女政策对学生体质的影响

我国于 20 世纪 70 年代末开始实行计划生育政策，至今形成了独生子女这一特殊的人口群体。这一群体目前已陆续进入人力资本积累的增量期和结婚生育期，并将在 21 世纪支撑起我国的现代化建设和承担起迎接未来挑战的重担。这一特殊的人口状况和基本国情正在以各种方式和途径影响着我国经济和社会发展的各个方面，并影响到孩子的发展。独生子女政策作为 20 世纪 70 年代末经济社会改革政策的一个重要组成部分，不仅涉及一家一户或夫妻之间，而且关系到社会主义现代化建设的进程，关系到国家和民族的前途。因此研究我国独生子女政策对学生体质的影响具有重要意义。

所谓"独生子女"是指没有兄弟姐妹的孩子。在我国，"独生子女"是一个具有特殊内涵的名词，并与我国计划生育政策密不可分。我国独生子女起源是中共中央于 1980 年 9 月 25 日发表的《关于控制我国人口增长问题致全体共产党员、共青团员的公开信》，《公开信》指出："为了争取在本世纪末把我国人口总数控制在 12 亿以内，国务院已经向全国人民发出号召，提倡一对夫妇只生育一个孩子。"为此，我国的计划生育政策被理解为"独生子女"政策。这一公开信的发表，标志着我国独生子女人口生育政策的正式出台和全面实施。[1]

一、独生子女政策的形成背景与过程

近现代史告诉我们，新中国成立前的 100 多年来，中华民族生活

---

〔1〕　汤兆云. 当代中国人口政策研究［M］. 北京：知识产权出版社，2005：142.

在战火连连、民不聊生的民族危机中，先是从鸦片战争之后的八国联军的野蛮侵略，到辛亥革命失败后的军阀混战，再到后来的抗日战争和国民党反动派在美帝国主义支持下，阴谋发动反共反人民的内战，导致我国人口锐减。

新中国成立后，在"地大物博"和"人多力量大"等思想影响下，我国进入人口生育高峰时期。面对人口增长过快的态势，20世纪50年代，毛泽东、周恩来、刘少奇等国家领导人多次提出，人口要有计划增长。为了实现人口有计划增长，1953年的《农业发展纲要》首次写入计划生育内容，计划生育开始在一些地区试点。但由于"左"倾思想的影响，特别是错误批判马寅初的《新人口论》，计划生育没有真正开展起来。从1959年开始，出现了3年自然灾害，出生率急剧下降，死亡率大幅上升，1960年首次出现了人口负增长，计划生育被搁置。1962年，面对人口补偿性人口生育高峰，党中央、国务院发出《关于认真提倡计划生育的指示》。1964年第2次人口普查，全国总人口接近7亿。这段时间，由于只有部分城市试点，广大农村没有实行计划生育，因此人口过快增长的势头没有得到有效控制。1970年全国总人口超过8亿。20世纪70年代，面对严峻的人口形势，国家开始在全国城乡全面推行计划生育，严格控制人口增长。1971年国务院批转了《关于做好计划生育的报告》，把控制人口增长的指标首次列入国民经济发展计划。1975年，毛泽东在国家计委《关于一九七五年国民经济计划的报告》上批示："人口非控制不行。"国家制定了"晚、稀、少"和"提倡一对夫妇生育子女数量最好一个，最多两个"的生育政策。由于措施有力，这段时间的计划生育取得了明显成效，总生育率由1970年的5.8下降到1979年的2.7。

1980年9月25日，中共中央发表的《公开信》，标志着我国独生子女人口生育政策的正式出台和全面实施。为了更好地推行该项政策，1981年3月6日，第五届全国人大常委会第17次会议决定，设立国家计划生育委员会，同年11月，第五届全国人大第4次会议提出了"限制人口数量、提高人口的素质"的人口政策。1982年2月，中共中央、国务院联合下发《关于进一步做好计划生育工作的指示》，具体规定国家干部和职工、城镇居民，除特殊情况经过批准者外，一对夫妇只生育一个孩子，农村普遍提倡一对夫妇只生育一个孩子。同年 9 月，党的十二大把实行计划生育确定为基本国策，写进新修改的《宪法》。1984 年，党中央批转《国家计划生育委员会党组关于计划生育工作情况的汇报》，对计划生育政策做出了必要的调整。1986 年 12 月，中共中央转发国家计划生育委员会《关于"六五"期间计划生育情况和"七五"期间工作意见的报告》，对一些特殊情况要求生二胎的条件进一步细化。1988 年 3 月，中共中央政治局常委会专门讨论国家计划生育委员会呈送的《计划生育汇报纲要》，除了明确强调一对夫妇只生育一个孩子和特殊情况的经审批后可生育二胎的政策外，坚决杜绝生育三胎。另外提出少数民族也要实行计划生育。1991 年 5 月，中共中央、国务院发布《关于加强计划生育工作严格控制人口增长的决定》，进一步强调严格控制人口增长，争取今后 10 年平均年人口自然增长率控制在 12.5‰以内，重申了既定的人口与计划生育政策的稳定性和连续性。经过 10 年的努力，1990 年总和生育率降至 2.17，接近更替水平，1993 年总和生育率降至更替水平以下，1998 年人口自然增长率首次降到 10‰以下，实现了我国人口再生产类型由高出生、低死亡、高增长到低出生、低死亡、低增长的历史转变。

　　进入 21 世纪，在经济、社会发展和计划生育政策的双重作用下，我国实现了人口再生产类型的根本转变。2000 年 3 月，中共中央、国务院发布《关于加强人口与计划生育工作稳定低生育水平的决定》提出到 2010 年末，全国人口总数（不含港澳台）控制在 14 亿以内，年均人口出生率不超过 15‰。2001 年 12 月 29 日，《中华人民共和国计划生育法》颁布，这标志着国家通过法律的形式确定了计划生育基本国策的法律地位。"十五"规划期间，多数省份对"双独""单独"和"两代单独"生育政策进行了适度微调。2007 年 1 月，中共中央、国务院发布《关于全面加强人口和计划生育工作统筹解决人口问题的决定》提出到"十一五"规划末期，全国人口总量（不含港澳台）要控制在

13.6 亿以内；到 2020 年，人口总量要控制在 14.5 亿左右，总和生育率稳定在更替水平以下。2010 年第六次人口普查全国人口总量为 13.39 亿，实现人口控制的既定目标。

二、独生子女政策与学生体质的关系

我国独生子女政策实施 30 多年来使我国的人口数量和结构发生巨大变化，而就人口质量问题，无论是文化素质还是体质都亟待提高，尽管独生子女政策始终把提高人口质量、改善国民的素质结构作为重要的政策目标之一。[1]

人口是一个民族和国家经济社会发展的基础，其数量、质量和结构与民族竞争力、经济发展、社会进步等问题存在着密切关系。[2]我国在 20 世纪 80 年代以前，虽然实行了计划生育政策，但由于种种原因，难以抑制人口增长的势头，直到 1980 年 9 月 25 日，中共中央发表的《公开信》，提倡一对夫妇只生育一个孩子，才标志着我国独生子女人口生育政策的正式出台和全面实施，才更加有效地控制人口快速增长。

从 1980 年实行独生子女政策以来，独生子女逐渐成为中小学生的主体。因此，独生子女政策与学生体质的关系也主要是独生子女学生与体质的关系。关于独生子女政策与学生体质的关系，笔者认为既是直接关系，也是间接关系。直接关系，即实行独生子女政策直接影响学生的数量、学生的家庭结构和学生的优生优育；间接关系，即独生子女政策在"重文轻武"传统教育思想和应试教育体制等因素作用下加剧对学生体质的影响程度。独生子女政策与学生体质之间的关系无论是直接的还是间接的，独生子女政策都与学生体质之间都有着千丝万缕的联系，因为独生子女政策的施行确确实实影响到人口的数量、家庭结构和质量。而人口质量与经济发展水平、文化教育、传统观念、

---

〔1〕 田雪原. 中国人口政策六十年 [M]. 北京：社会科学文献出版社，2009，9.

〔2〕 彭进. 人口与人力资源概论 [M]. 北京：中国劳动社会保障出版社，2005，9.

人口数量和家庭结构有着密切的关系，所以独生子女政策的实行影响到学生的体质。

三、独生子女体质教育面临的困境

21世纪是信息社会、知识社会。在全球化背景下，国家和地区之间实际上是人才和科学技术的竞争，民族的竞争力、国家发展潜力和活力更多地表现为人口的总体素质，受教育水平和创新能力等核心要素的比较优势。[1]面对我国学生体质20多年持续下降的现状，党和国家领导非常重视学生体质问题，于2007年中共中央、国务院专门下发"中共中央［2007］7号文件"，以及国家相关部委前前后后下发数十件有关治理学生体质下降的文件，但都难以扭转学生体质下降的局面。这除了相关部门在执行相关政策不力等因素之外，也反映出学生体质教育面临两难的尴尬境地。

（一）家庭体质教育的困境

溺爱——家庭体质教育的无奈。独生子女由生物人成长为社会人的过程中，家庭环境是个体成长最重要的初级化机构。由于独生子女在家庭中的唯一性，导致一些独生子女家长存在"四过"（过分宠爱、过分保护、过多照顾、过高期待）和"四怕"（怕孩子学坏、怕孩子不成才、怕孩子不孝顺、怕孩子出意外）教育心理。[2]在这样的心理作用下，溺爱，成为孩子成长的温床。娇惯得受不了言语，任性得听不进话语，娇气得经不起风雨，最终出现热一点上火，凉一点感冒，累一点胡闹的尴尬现象。

高离婚率——孩子心灵的创伤。随着社会的发展，问题家庭越来越多，特别是离婚率逐年攀升，严重影响孩子的健康成长。人们对婚姻观念发生巨大变化，尤其是一些年轻的夫妻不再凑合过一辈子。载

---

〔1〕 郝克明. 中国独生子女群体实证研究［M］. 广州：广东教育出版社，2010：38.
〔2〕 风笑天. 独生子女政策对青少年教育的影响［J］. 探索与争鸣，2003（3）.

于 2011 年 11 月 29 日的《法制晚报》公布民政部的最新统计显示：到 2011 年的第三季度，全国有 146.6 万对夫妻登记离婚，平均每天有 5300 多对夫妻登记离婚，较 2010 年同期增长了 11.9%，我国离婚人数已经连续 8 年呈递增趋势。研究发现，结婚 9~10 年的中年夫妻最易离婚，从年龄段上来看，一般是 30~40 岁，特别是在 35 岁左右的最容易出现婚变。[1] 从这些情况来看，这些离婚夫妇绝大部分都有子女，也大部分是独生子女，不要说体质教育，就连最基本的家庭管教都存在很大问题。这深深地伤害了孩子幼小的心灵，给孩子健康成长蒙上阴影。

打工潮——孩子远离父母的关爱。流动人口数量不断壮大，使得大部分父母与子女处于长期分离状态，不要说体质教育，就是最基本的对孩子的关心都难以实现。我国是个农业大国，祖祖辈辈生活在那块生息的土地上，背井离乡谋求发展，只是现代的事，且随着我国经济发展，生产力不断提高，人们不再仅满足温饱，更要谋求发展。于是，在我国大地上出现非常壮观的景象——打工潮。根据中国人民大学教授段成荣的测算，1982 年全国的流动人口是 657 万，而 2000 年的全国流动人口已经达到 1.4 亿。国家人口计生委在《中国流动人口发展报告 2010》中指出，2009 年我国流动人口数量达到 2.11 亿人。2010 年第六次人口普查结果显示，居住地与户口登记地所在的乡镇街道不一致且离开户口登记地半年以上的人口为 2.6 亿人，与 2000 年相比增加 1.17 亿人，增长 81.03%。相关调查表明，流动人口绝大部分是青壮年，他们背井离乡寻求发展，把子女留给自己的父母照顾。

影响独生子女家庭体质教育的因素还很多。独生子女的父母文化程度不高，认识不到孩子体质教育的重要性；工薪阶层忙于生计没有时间顾及孩子的体质教育也是影响其体质教育的因素之一等等。

（二）社会体质教育的困境

社会教育从狭义上来讲，是学校教育以外的一切文化教育设施对

----

〔1〕 http：//www.9icn.org/shehui/w/2011/1130/93279.html.

青少年、儿童和成人进行的各种教育活动。[1]社会教育是学校教育的重要补充。在当前学生体质持续下降已经威胁到国家安全、民族强种、家庭幸福的形势下，作为社会教育的重要组成部分的社会体质教育理应等到足够的重视。然而，改革开放这30多年来，人民的生活水平上去了，人民的道德素质却下来了；学生的膳食营养上去了，学生的体质却下来了。研究其中的一些原因，笔者认为有必要从经济建设说起。

　　"文革"之后我国经济频临崩溃的边缘，为改变这种一穷二白的窘境，十一届三中全会提出了改革开放政策。为进一步搞活经济，党的十四大提出在社会主义体制内发展市场经济，其基本路线的核心是"以经济建设为中心"，一切方针政策皆围绕该中心展开。于是经济特区产生了，沿海开放了，搞活经济的理念深入人心。搞经济建设是世界发展的大势所趋，利国利民，思路是对的，穷怕了的中国人民也确确实实需要富裕起来。然而在施行过程中，政界盲目追求指标和政绩，出现了形象工程、豆腐渣工程、强拆事件一波未平一波又起等腐败现象；商界投机取巧追求效益，做出了坑害人命，伤天害理的毒奶粉、染色馒头、毒豆芽等层出不穷的事件；网络、媒体、广告处处充斥着拜金主义和诱惑。在这物欲横流的时代，急功近利的思想，导致很多短视行为，并形成了"唯经济效益论"的社会效应。这种效应已渗透到学校这个本该是净土、塑造学生灵魂的地方。这些年来，学生给老师送礼风气渐浓（幼儿园就开始了）；迟到、旷课、不出操不是教育，而是实施"经济制裁"；一些老师课上不讲、课下辅导再讲，以赚取更多的额外收入；通过走访了解到，约有10%的体育教师兼做第二职业，有的甚至人在学校，心却在校外。林林总总还有很多，这足以说明经济效应"深入人心"。社会教育，尤其是社会体质教育，在这"聚精会神搞建设，一心一意谋发展"的时代，似乎是一件微不足道的事。家长无视孩子的体质健康，只要孩子能坚持学习；社会关注的是经济发展、社会热点，至于中、日、韩13年前、后青少年的"较量"，中国

---

〔1〕　http：//baike. baidu. com/view/295908. html.

孩子的毅力、体能负于与日、韩孩子的竞赛，只为大家提供饭后谈资的素材；尽管中共中央国务院、教育部三令五申要求扭转学生体质下降的势头，但下级的各教育部门，仍然在聚精会神、一心一意地提高升学率，为学校谋发展，而忽视学生体质教育。正如卢元镇教授在《放大体育》一文所描述的："在当今社会，体育与国计民生、国家安全、外交内政相比，它只不过是一场可有可无的游戏而已。"[1]

关于学校体质教育的困境，已在学校体育安全问题和应试教育对学生体质影响的章节作研究了，就不再赘叙了。但在与任海教授访谈时，他的一句话："在学校体育教育中，学生体质增强本是搞好学校体育教育的'副产品'，然而，现在我们的体育教育是从上至下都在抓提高学生的体质，这不能不说，我们的学校体育教育出现了问题。"值得我们对学校体育教育深深的思考。

四、小 结

从计划生育政策形成的背景和形成过程看，人口问题是中国发展，尤其是经济发展面临的大问题。为控制人口快速增长问题，国家把计划生育政策上升为国策，实行最严厉的独生子女政策，以遏制人口增长，取得一定的成效。然而独生子女政策绝不是万全之策，它对人口质量既有优生优育良好的诉求，也在其它各种因素作用下使之带来种种负面效应。独生子女体质教育问题就是在家长的溺爱、高期望值、扭曲的成才观，应试教育制度以及经济发展带来的一系列社会等问题中面临种种困境，影响着独生子女的体质健康。

第三节　营养对学生体质的影响

营养与体质，是与人体健康密切联系的具有丰富内涵的两大概念。

〔1〕　卢元镇．中国体育社会学评说［M］．北京：北京体育大学出版社，2003.1：444.

营养是维持生命与健康的物质基础。人从胚胎发育开始直至衰老死亡的全部生命过程中，营养自始至终都起着重要的作用，是决定人体素质和健康的重要因素。本章从厘清营养与体质的关系出发，研究分析1949—2010年间学生营养与学生体质的变化关系，学生超重和肥胖的形成过程以及传统饮食观念、饮食习惯、家长营养观念等方面对学生体质的超重和肥胖造成的影响。

一、营养与体质的关系

（一）营养的概念

营养是机体摄取食物，经过消化、吸收、代谢和排泄，利用食物中的营养素和其他对身体有益的成分构建组织器官、调节各种生理功能，维持正常生长、发育和防病保健的过程。[1]构成营养的成分，叫营养素，营养素（nutrient）是指食物中可给人体提供能量、机体构成成分和组织修复以及生理调节功能的化学成分。现代医学研究表明，人体所需的营养素不下百种，可概括7大营养素，即蛋白质、糖、脂肪、无机盐（矿物质）、维生素、水和纤维素等7类。[2]

（二）营养与体质的关系

生命的延续离不开营养，健康的体质需要合理的营养膳食。因此，研究营养与体质健康的关系具有重要意义。

1. 营养与生长发育的关系。大量的实验证明，在幼儿生长期间，如果蛋白质、维生素、微量元素等供应不足，其大脑的发育不仅在数量和大小上受到影响，而且也影响神经递质的形成，产生神经传导的障碍营养，这种营养性脑发育不良如不及时治疗，能产生脑组织的永久性损害，严重影响儿童的智力发育，结果不仅智力低下，身材也矮

---

〔1〕　冯磊. 基础营养学［M］. 杭州：浙江大学出版社，2005，10.

〔2〕　蔡美琴. 公共营养学［M］. 北京：中国中医药出版社，2006，10.

小。[1]历史经验证明，一个国家或地区人民的生长发育水平与其营养状况关系密切，而营养状况又与国家或地区的经济发展程度及居民的物质生活水平高低有关。物质生活水平下降，其营养状况及生长发育水平也随之下降。如我国 1959 年之后的 3 年自然灾害期和 1966 年之后的"文革"期，青少年儿童因营养不足出现身体浮肿，严重影响其生长发育。

2. 营养与人体机能的调节。蛋白质、脂肪、糖是维持身体物质代谢的热源物质，而无机盐和维生素则是体内各种激素和酶系统的重要组成部分，它们对稳定内环境和维持体液调节起重要作用。内环境的稳定和物质代谢是相辅相成的，都是通过体液的调节和神经共同完成的。蛋白质的质量和数量都直接影响酶和激素的合成和活性。无机盐和维生素也能对物质代谢产生很大影响。总之，身体各系统器官的功能都可因营养不足而下降，严重时发生疾病，甚至死亡。例如血糖浓度下降至一定程度时，大脑功能很快随之下降，产生昏迷；缺乏 B_1、B_6 和芋草酸能影响神经细胞内脱氧核糖核酸的合成；缺乏钠和钾可使神经细胞内外动作电位和神经冲动失去平衡。[2]

3. 营养与运动能力。体育运动能促进人体各组织器官机能的增强，提高健康水平。但是在运动时身体要消耗一定的热量和营养素，如果不能及时补充，就会降低运动能力甚至影响身体健康。合理营养对增强体质，提高运动能力，具有重要意义。营养不良，造成人体机能下降，出现疲劳等现象。7 大营养素中的蛋白质、脂肪、糖、维生素、无机盐和水，都是营养运动能力的重要物质。蛋白质不仅是肌纤维重要组成物质，也是运动代谢中不可或缺的能量。人体活动需要的大部分能量都来自血糖中的糖原，糖原主要储存在肌肉和肝脏内，根据运动量和能量消耗的需要，维持人体血糖的正常水平，肌糖原或肝糖原转变成葡萄糖，提供能量代谢需要。研究表明，对耐力运动项目如长跑，供给一定量含有身体必需的不饱和脂肪酸的植物脂肪对维持肌肉长时

〔1〕 于葆. 体质与营养〔J〕. 沈阳体育学院学报, 1989（4）: 36.
〔2〕 杨力. 人体营养调节〔M〕. 北京: 中国华侨出版社, 2008, 10.

间的工作是有利的。因为体育运动能使不饱和脂肪酸和胆固醇结合，促进胆固醇的代谢，增加血浆中高密度脂蛋白胆固醇的含量，使毛细血管内血流加快，红细胞的气体交换功能加强，减少低密度脂蛋白胆固醇的沉积，降低血液中总胆固醇的含量，从而防止动脉硬化和减少高脂血症的发病率。[1]维生素、无机盐和水也是人体成分重要组成部分，对促进机体能量代谢，维持电解质平衡都起到重要作用。[2]另外，合理营养对体内抗体的形成，提高免疫功能具有重要意义。

医学研究证明：对青少年儿童来说，营养不足，造成其发育不良，表现为体重不足、身体虚弱、免疫力下降、智力相对低下等症状；营养过剩，同样造成其发育不良，表现为，体重超重甚至肥胖，行动不便、运动能力下降等显性特征，也表现为与肥胖有关的代谢综合症、高血压、糖尿病和心血管等疾病的并发症的隐性特征。[3]营养不良和营养过剩都会对学生的体质健康造成危害。

二、改革开放前学生营养状况与学生体质变化关系的动态分析

1949 年新中国成立，中国人民拉开社会主义建设的序幕。然而，改革开放前几十年政治、经济和教育的发展是不平凡的、曲折的，这影响人民生活水平的提高，也影响学生的营养状况和体质健康。

1949 年前，从军阀混战到抗日战争，再到国内战争建立起来的新中国可谓是满目疮痍、一穷二白，物质资源严重匮乏，人民生活水平极端低下。在中国共产党的领导下，经济恢复生产，人民生活质量逐步改善。据中国统计年鉴数据显示[4]：1949 年底，我国粮食产量达到

〔1〕（美）贝纳多特著，安江红，等译. 高级运动营养学［M］. 北京：人民体育出版社，2011，10.

〔2〕段桂华. 运动营养学［M］. 北京：新星出版社，2005，8：14 - 85.

〔3〕赵法伋. 儿童饮食营养与健康（第 3 版）［M］. 北京：金盾出版社，2009，3.

〔4〕中华人民共和国国家统计局编. 中国统计年鉴（1949 - 2009）［G］. 北京：中国统计出版社，2009.

11318 万吨，实现人均 209 公斤；水产为 44.8 万吨，人均 0.8 公斤；水果 120 万吨，人均 2.2 公斤；1952 年肉类产量为 339 万吨，人均 5.9 公斤。根据以上数据可以推算出 1949 年人口约为 5.4 亿，1952 年为 5.7 亿，而 1953 年全国第一次人口普查数据为 6.02 亿，可见人口增长速度之快。由于经济发展相对缓慢（图 19），加上学生学习和社会活动负担过重，造成学生健康状况严重不良。在毛主席等国家领导的关心下，学生健康问题得到应有的重视，至 1956 年，经济状况好转，学生的营养得到一定程度的改善，学生的体质健康也得到相应保证。

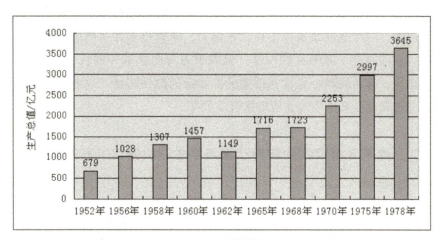

图 19 1952—1978 年国内生产总值

1957 年的反右扩大化，1958 年的"大跃进"，之后又赶上 1959 年后的三年自然灾害和中苏关系恶化。政治不稳定和自然灾害，给刚刚起步发展的经济以致命打击。从国内生产总值来看，1956 年、1958 年、1960 年、1962 年和 1965 年分别为 1028 亿元、1307 亿元、1457 亿元、1149 亿元和 1716 亿元；从粮食产量来看，1957 年、1962 年和 1965 年分别为 19505 万吨、15441 万吨和 19453 万吨；而 1964 年第 2 次人口普查人口数量为 7.23 亿。[1] 从上面的数据分析来看，我国经济

---

〔1〕 中华人民共和国国家统计局编. 中国统计年鉴（1949-2009）［G］. 北京：中国统计出版社，2009.

受政治运动，特别是中苏关系恶化和 3 年的自然灾害使得我国经济发展严重受挫，人民生活水平急剧下降，学生缺衣少食，营养状况严重不良，出现患水肿等疾病，严重影响学生的生长发育、危害学生的身体健康。

由于"文革"政治斗争此起彼伏、文革前半期经济停止发展。据中国统计年鉴资料显示，1965 年国内生产总值为 1716 亿元，到 1968 年为 1723 亿元。文革后半期经济得到缓慢恢复，国内生产总值从 1970 年的 2258 亿元，到 1975 年的 2997 亿元。在"文革"期间，教育受到最严重的摧残，学校被关闭，学生离开学校。据卢元镇、任海等教授回忆说，在"文革"后期，虽然学生营养状况不是很好，但学生没有了学业负担并且积极参加自发性群众体育活动，从某种程度上，学生体质健康得到一定程度上的保护。

1976 年的后两年，由于打倒了"四人帮"，结束了灾难深重的十年"文化大革命"，为新时期的路线、方针和政策的制定做前期准备工作。这两年，经济也明显有所好转，据中国统计年鉴数据显示[1]，国内生产总值从 1975 年的 2997 亿元，到 1978 年的 3645 亿元；1978 年粮食总产量缓慢增长到 30477 万吨，人均 319 公斤；肉类产量 1978 年产量 865 万吨，人均 9.0 公斤，比 1952 年人均多 3.1 公斤；水产品产量 1978 年产量 465 万吨，人均 4.9 公斤，比 1949 年人均多 4.1 公斤；水果产量 1978 年产量 657 万吨，人均 6.9 公斤，比 1949 年人均多 4.7 公斤。从这数据来看，到 1978 年，人民的生活逐步得到保障，学生的营养也有一定程度的改善。（图 20）

---

〔1〕 中华人民共和国国家统计局编. 中国统计年鉴（1949 – 2009）〔G〕. 北京：中国统计出版社，2009.

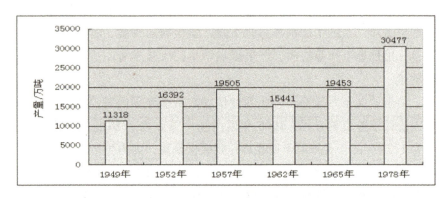

图20 1949—1978 年我国粮食产量

总体来看，改革开放前，我国经济在曲折历史进程中缓慢发展，粮食产量和国内生产总值都有所提高，但比起巨大的人口数量和增长速度，农产品的产量还远远不能满足人民正常的生活需求，体现在以上各个时期学生体质状况。这说明，物质生活水平不高，影响到学生的营养状况，影响到学生的体质发育。

三、改革开放后学生营养状况与学生体质变化关系的动态分析

改革开放后主要经历两个发展时期，即改革开放初期和社会主义市场经济探索时期。改革开放初期是我国政治、经济、文化教育等经过拨乱反正，把工作中心转移到社会主义现代化建设上和实行改革开放战略决策，尤其是 1992 年邓小平的南巡讲话，极大地推动了我国国民经济和各项事业的发展。社会主义市场经济探索时期是以"邓小平理论""三个代表"和"科学发展观"为指导思想，初步建立社会主义市场经济体制，并积极探索使之逐步完善和科学发展。社会主义市场经济体制更加有效地促进我国经济发展，国内生产总值（图21）、居民收入和消费水平稳步提高。（以下数据来自中华人民共和国国家统计局编著的 1949—2016 中国统计年鉴）

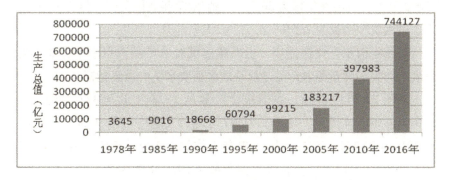

图21 1978—2016年国内生产总值

居民生活质量的改善主要体现在经济收入和消费水平的不断提高。经济收入水平具体体现在国内生产总值和城镇居民人均可支配收入（图15）、农村居民人均纯收入（图16）及农村居民贫困状况（表11）等方面。

表11 1978—2007年农村居民贫困状况（1978年标准）

年份	贫困人口（万人）	贫困发生率（%）
1978	25000	30.7
1985	12500	14.8
1990	8500	9.4
2000	3209	3.5
2005	2365	2.5
2007	1479	1.6

上述的图表表明：国内生产总值由1978年的3645亿元到2016年的744127亿元，翻了204.15倍；农村居民人均可支配收入由1978年的134元到2016年的12363元，翻了92.3倍；城镇居民人均可支配收入由1978年的343元到2016年的33616元，翻了98.0倍。人民生活质量的改善也反映在贫困人口的减少方面，1978年我国贫困人口为

25000 万人，贫困发生率为 30.7%，到 2007 年我国贫困人口为 1479 万人，贫困发生率仅为 2.5%。

居民生活水平快速提高，也反映居民对农产品消费水平方面。而粮食、肉类、禽蛋等农产品是反映居民消费水平的重要指标。

从图 22 可以看出，我国粮食产量从 1978 年的 30477 万吨，到 2016 年的 61624 万吨，增产了 31147 万吨，人均从 1978 年的 319 公斤，到 2016 年的 445.7 公斤；与 1949 年人均的 209 公斤相比，增长近 2.1 倍。从图 23 可以看出，我国肉类产量从 1978 年的 865 万吨，到 2015 年的 8625 万吨，增长了 9.9 倍，人均从 1978 年的 9.0 公斤，到 2015 年的 60 公斤以上；与 1952 年人均的 5.9 公斤相比，增长 10 多倍。从图 24 可以看出，我国禽蛋类产量从 1980 年的 257 万吨，到 2015 年的 2999 万吨，增长了 11.7 倍，人均从 1980 年的 4.9 公斤，到 2010 年的 20.6 公斤，增长 4.2 倍；与 1949 年人均的 0.7 公斤相比，增长 29.4 倍。

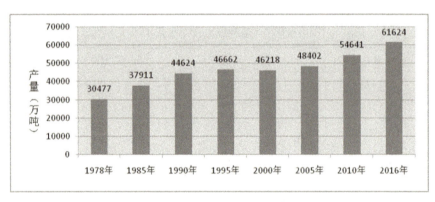

图22　1978—2010 年我国粮食产量

从 1978—2016 年国内生产总值、农村居民人均纯收入、城镇居民人均可支配收入、农村居民贫困状况以及居民农产品消费情况来看，我国居民收入和消费水平等各项指标在短短的 30 多年时间内赶上甚至超过发达国家近百年的发展水平。这 30 多年，经济的飞速发展，物质生活水平短时内迅速提高，使人们的生活方式发生巨大变化，也改变

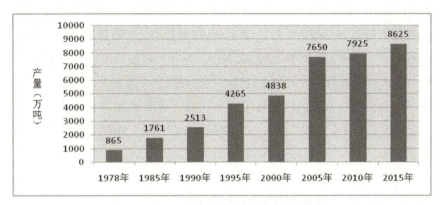

图23 1978—2015年我国肉类产量

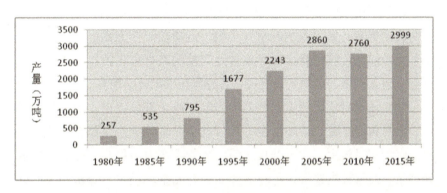

图24 1978—2015年我国禽蛋产量

了人们的饮食习惯。对学生来说，传统的思想观念以及这段时期恰恰赶上我国实行独生子女政策，必然使学生获得更加充足的营养条件，最终造成学生超重和肥胖现象而影响学生的体质健康。

总之，由1949—2016年学生的营养与体质的动态变化分析可以说明：改革开放前，尽管党和国家领导十分重视学生的营养状况，但局限于经济发展水平，在生活上，学生仅能维持在温饱线上，有时甚至温饱都难以解决，所以也很难顾及改善学生营养状况。在这种情况下，学生的营养状况也难以得到保证，营养不良现象在学生中比较普遍，几乎没有超重和肥胖的情况。改革开放后，人民生活水平迅速提高，表现在 1985 年学生体质调查与研究发现学生出现超重和肥胖现象，即城男、乡男、城女和乡女超重和肥胖检出率合计分别为 1.42%、3.90%、3.39% 和 1.59%。随着国民经济进一步发展，人民生活从温饱向小康迈进过程中，学生的超重和肥胖现象一路飙升，到 2014 年，城市男生、乡村男生、城市女生和乡村女生超重和肥胖检出率合计分别上升为 28.17%、20.25%、16.39% 和 12.77%。这严重影响学生的体质健康。

四、造成学生超重和肥胖因素分析

当肥胖正在成为全球性问题，成为一种流行病并威胁人们健康时，人们关注更多是摄入营养、膳食平衡、运动减肥等方面。对我国青少年学生来说，致使肥胖成为学生日趋严重的流行病症固然与学生摄入营养、膳食平衡、运动不足有关，更有深层次的社会因素。

饮食环境对学生超重和肥胖的影响。改革开放以前，因为经济困难，食品相对匮乏，很多学生都难以吃饱，食物大多以粗粮为主，蔬菜、肉食相对较少；改革开放之后，随着生产力的提高，食品不仅逐渐充足，而且种类繁多，各种营养品、补品琳琅满目。经济发展，人们消费水平的提高，促进餐饮业的大发展，从各种风味小吃到名扬四海的八大菜系，遍及大街小巷。随着生活节奏的加快，各种快餐行业如雨后春笋，西式的、中式的应有尽有，其中西式的洋快餐肯德基、麦当劳最受青少年学生的青睐。洋快餐的红火也带动中国饮料产业，从各种碳酸饮料到果汁，再到奶汁饮料深受青少年学生的喜爱。饮食环境的变化也体现在各种添加剂、防腐剂充斥着食品市场，影响食品的安全等。

家长的营养观念对学生超重和肥胖的影响。备受艰苦岁月历练的家长，再不愿让孩子受一点委屈，不仅让孩子吃饱、更要吃好。独生子女政策所形成独特的 4－2－1 家庭结构，更加剧了家长关爱孩子的营养，形成了什么好吃、什么营养价值高就让孩子吃什么的营养观。

家长不健康的营养观纵容了孩子多吃、贪吃的饮食习惯，致使能量在身体里堆积，最终导致孩子超重和肥胖而影响体质健康。

饮食习惯对学生超重和肥胖的影响。在饮食环境和家长营养观的影响下，在一些社会因素作用下，学生形成一些不良的饮食习惯。如偏食、厌食现象，即什么好吃就总吃什么，什么不好吃就总不吃什么。一般情况下，学生偏爱甜食、肉食、油炸烧烤食品，不爱吃各种蔬菜和粗粮。又如女生不吃晚饭和爱吃零食习惯，男生爱暴食暴饮和部分学生不吃早饭习惯等。这些不良的饮食习惯诱发学生机体代谢紊乱，打破学生机体能量代谢平衡而严重影响学生体质健康。

五、小　结

营养与体质的关系表明，营养是维持生命和体质健康的物质基础，营养不良和营养过剩都对体质健康造成危害。新中国成立初期，由于国民经济基础非常薄弱，人民生活水平低下，学生的营养得不到保证，其体质状况令国家领导担忧。随着国民经济逐步恢复，人民生活水平有所提高，学生的营养得到一定程度的改善，其体质有所增强。但由于1957年之后的政治运动、自然灾害，经济发展受到严重影响，至文革期间，经济趋于崩溃的边缘，人民生活极端困苦，学生出现严重营养不良，体质状况令人堪忧。改革开放政策解放了生产力，国民经济发展迅速，居民收入和消费水平不断提高，学生的生活质量得到前所未有的改善，1985年体质调查学生出现超重和肥胖现象，随着生活水平的逐步提高，学生超重和肥胖现象一路飙升，这严重威胁到学生的体质健康。学生超重和肥胖情况如此严重，不仅生活水平有关，还与独生子女政策、饮食环境、家长的营养观念和学生的饮食习惯有关。

本章小结

生活方式和营养对学生体质的影响都是围绕经济发展这条主线而

发生变化，同时又受到政治、教育和观念等影响。新中国成立初期，局限于经济基础相对薄弱和政治运动的影响，经济发展缓慢，学生缺衣少食，生活在贫困线上，其落后的生活方式和学生营养不良，都对学生体质健康产生严重影响。人口快速增长和促进经济发展，提高人民生活质量产生不可调和的矛盾，为了解决这个矛盾，国家一方面实行改革开放政策，解放生产力促进国民经济发展，另一方面实行最严厉的计划生育政策，即独生子女政策，控制人口数量。两个政策皆收到很好的效果，国民经济发展迅速，人们生活水平不断提高，人口增长势头得到有效控制。然而，经济快速发展和独生子女政策也带来很多负面效应，快节奏的生活方式，不良的饮食环境和习惯，独生子女政策下孩子面临体质教育的困境和家长不健康的营养观，都对学生体质健康产生不良影响。

第五章 影响学生体质下降的
管理因素分析

新中国成立后，由于经济发展水平较低，物质生活资源匮乏，学生营养不良，体质健康得不到保障。在党和领导的关心下，国家采取一系列管理措施，有效地保证了学生的体质健康。但由于政治运动、国际关系恶化等政治因素和自然灾害的影响，生产力得不到很好的发展，人民生活在贫困状态中，学生体质健康受到严重威胁。改革开放后，我国迎来了社会主义经济建设的高潮，人民很快富裕起来。然而，物质文明建设水平提高了，人们的道德素质却出现滑坡；居民生活质量提高了，学生的体质水平却持续下降。这固然与上述分析的因素有关，更与组织领导重视程度、体育制度法规不健全、体育锻炼标准一降再降等管理因素有关，最主要与体育政策执行力不力有关。本章仅就体育政策执行力分析其对学生体质下降的影响。

第一节 体育政策执行力对学生体质的影响

二十多年前，学生体质下降初显症候的时候，有人认为这仅是一种偶然现象。[1]但随着时间的推移，学生体质下降指标的范围在扩大，某些指标下降幅度逐渐加大，这才发现事态的严重性。为阻止学生体质下降的趋势，中共中央国务院、教育部、卫生部、国家体育总局等

---

〔1〕 卢元镇. 当今学校体育中的几个理论与实践问题〔J〕. 吉林体育学院学报，2009（5）：1-6.

相关部门制定的条例、政策、法令、通知、意见等从数量上不可谓不多；教育部、体育总局等相关领导在大会小会上强调要采取一切措施阻止学生体质下降的要求不可谓不严；"中共中央〔2007〕7号文件"的制定与颁布实施，其对学生体质下降的态度不可谓不重视。然而这些年来，相关部门制定的制度、领导的要求、中共中央文件的落实效果却很难令人满意，学生体质状况依然令人堪忧。究其原因，除了以上各种因素影响之外，体育政策执行力不力是一切规章制度和政策都难以取得成效的根本因素。

一、体育政策执行力的概念界定及内涵阐述

体育政策是指国家在一定的历史时期，为了实现体育目的而制定的条例、法规、意见、措施，以及计划和方案等，是一个有计划、有组织，目的性很强的动态实施过程。执行力是管理学范畴的概念，是工商企业管理领域研究的热点。近些年来，随着经济和科技的发展，执行力概念被引用到工商企业管理以外的领域，并不断被赋予更多的内涵。执行，英文为"execute"，有两种理解，一种是对规划的实施，另一种是完成某种困难的事情或变革。我国《辞海》把执行定义为：把政策法令或计划等付诸实施，其释义与第一种理解几乎相同。对企业管理来说，执行力是贯彻战略意图，完成预定目标的操作能力，是企业竞争力的核心，是把企业战略、规划转化成为效益、成果的关键。

根据对执行力概念的理解，联系我国体育政策在执行过程中的一些特点，并借鉴其他有关对政策执行力研究的学者的一些观点，笔者将体育政策执行界定为体育政策执行主体通过合理使用体育政策资源，采取解释、宣传、组织、实施、调控等各种活动，将体育政策观念形态的内容转化为现实效果，以实现体育政策预期目标的活动过程。体育政策执行力是体育政策执行主体通过准确理解体育政策目标、精心设计执行计划和实施方案，并对体育政策资源进行合理调度、控制和使用，有效完成体育政策任务、达成体育政策目标的能力和效力。

体育政策执行主体是指国家、地方等各级教育行政机构、学校及其相关的工作人员。"能力"和"效力"是体育政策执行力的基本内涵。"能力"是一种综合能力。一是指体育政策执行的个体所具备的能力的总和，包括理解、计划、沟通、协调、评价等能力；二是指体育政策执行主体的组织所具备的能力的总和，包括激励、监控、协调、信息传播等能力的总和。"效力"是体育政策执行主体为实现政策的预期目的，有效整合组织资源，有计划、有组织完成政策的效果和能力。

二、影响体育政策执行力的因素及因素分析

是什么因素制约体育政策执行力？从文献资料研究发现，只有王书彦博士的"学校体育政策执行力及其评价指标体系实证研究"[1]论文中对学校体育政策执行力存在问题及根源做了相关研究，她仅从学校的层面对体育政策执行力加以研究，很显然，影响学生体质下降的体育政策执行力不力的因素，不仅仅在学校，还受其他更多因素制约。笔者为研究影响体育政策执行力不力的因素，通过政策执行力相关研究资料以及与一些体育专家、学者的访谈整理出以下的因素，这些因素分为内部因素和外部因素。内部因素又分为个人执行力、部门（组织）执行力、执行资源与环境、执行效力，外部因素分为教育环境、经济环境和社会环境。

（一）影响体育政策执行力的内部因素分析

1. 个人执行力

个人执行力是指每一单个的人把上级的命令和想法变成行动，把行动变成结果，从而保质保量完成任务的能力。体育政策从制定到实施，从实施效果的反馈到政策的延续或调整，个人的素质是关键。关

---

〔1〕 王书彦. 学校体育政策执行力及其评价指标体系实证研究［D］. 福建师范大学，博士论文，2009.

于"个人"的素质，主要体现在个人思想、道德、受教育程度和业务能力等方面，最终表现为责任心和精神动力。良好的个人素质能使科学的体育政策得到有效执行，取得良好的执行效果，如果个人素质不高，责任心不强，即使再科学完美的体育政策，也很难付诸实施。

2. 部门执行力

部门执行力是指一个部门把战略决策持续转化成结果的满意度、速度、精确度，表现出来的是整个部门的竞争力、战斗力和凝聚力以及办事效率。对体育政策执行力来说，部门执行力表现为主管体育的各级教育行政机构、学校及体育教研组（室）对体育政策的计划、组织、领导和控制的能力，是各个部门个人执行力的综合体现。科学有效的管理可以实现部门"1+1＞2"的执行力，相反，即使完美的政策也不会被很好执行，更不要说取得什么成效了。我国教育实行的是垂直管理模式，体育作为教育的组成部分，也是采取垂直管理模式。这种垂直管理模式就如同一条管理链，即体育政策的落实要通过这条链的每个环节（部门），最终到学校的体育教研室（组），然后，再把执行的效果通过这条链反馈到体育政策制定或主管部门。因此，这条链上的每一个环节（部门），都应该起到重要的作用。忽略任何一个环节的作用，都会影响体育政策执行的最终效果。（图25）

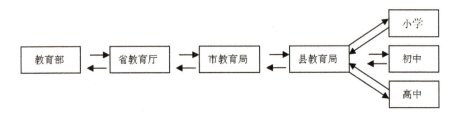

图25 体育政策执行流程图

3. 执行资源和环境

所谓资源是指一切可被人类开发和利用的物质、能量和信息的总称，包括物质资源、人力资源、精神资源等。作为影响执行力的资源，主要指能促进执行力得以贯彻实施、取得执行效果的物力、财力、人力和精神动力。就目前各主管体育部门的条件来看，体育政策执行的物力、财力和人力基本上已经具备。

执行资源是否得到有效利用，除了与组织管理有关，还与执行资源的内部环境有关。执行资源管理的内部环境，包括人力资源环境、物力资源环境、财力资源环境以及内部文化环境。就学校而言，对体育的宣传教育，良好的体育设施和场地，校长和教职工喜爱体育，体育教师团结等方面都是构成良好的执行资源的环境，这种环境有利于体育政策执行资源的高效整合和利用。而遇事推诿、人浮于事的管理环境，即使是充足的物力、财力和人力，也只能使有效的资源因内耗而浪费掉。实际上，对主管体育的行政部门，从中央到地方各级部门的物力、财力及人力资源相对较为满足，缺少的是内部文化环境建设。

4. 执行效力

效力，法律解释为行使某项权利的效果和作用力；管理学定义为组织达到预期目标的程度和等级。综合以上两个解释，笔者对体育管理部门执行效力的理解为，体育管理部门根据相关政策、制度、法规、条例等要求，通过行政手段，采取有效措施，实现其预期目标的效果。体育政策执行效力反映体育行政管理部门对执行资源与环境的有效利用和部门综合管理能力，最终体现在体育政策落实的程度和实施效果。这些年来，为扭转学生体质下降的局面，国家制定了很多针对学生体质下降的体育政策，但这些政策最终都难以取得实质性成效，这说明体育行政部门的执行效力没有达到预期的效果。

（二）影响体育政策执行力的外部因素分析

外部环境是组织之外的客观存在的各种影响因素的总和，是对组织绩效起着潜在影响的外部机构或力量。管理的外部环境是组织生存发展的各种条件的综合体，它存在于组织界限之外，并可能对组织活动的行为产生直接或间接影响。它是不以组织的意志为转移的，是组织的管理必须面对的重要影响因素。[1]

任何组织都是在一定环境中从事活动，任何管理也都要在一定的环境中进行，这个环境就是管理环境，管理环境分为外部环境和内部环境。外部环境一般有政治环境、社会文化环境、经济环境、技术环境和自然环境。对体育政策执行力的外部环境来说，主要包括政治环境、经济环境、社会文化环境等。政治环境包括一个国家的政治、社会制度，执政党的性质，政府的方针、政策、法规法令等；文化环境包括一个国家或地区的居民文化水平、价值观念、风俗习惯、道德观念等；经济环境是影响体育政策执行力重要环境因素，它包括宏观和微观两个方面。宏观经济环境主要指一个国家的人口数量及其增长趋势，国民生产总值、国民收入等。微观经济环境主要指消费者的收入水平、储蓄情况、消费偏好、就业程度等因素。

体育政策执行外部环境的权变因素制约和影响着体育政策的执行效益和程度。其外部环境的变化要求体育政策执行的方法、方式、手段等随之调整，以利用机会，趋利避害，更好地落实执行。以不变应万变的体育政策执行管理模式只能是流于形式管理的代名词，最终，体育政策只能成为传来递去的空头文件。

（三）体育政策执行力外部环境对学生体质下降的影响

不良的经济、教育和社会环境对体育政策执行力的影响。改革开放之前，由于某些政治因素及自然灾害，生产力水平较低，经济发展缓慢，学生仅生活在贫困线上，体质状况令人堪忧。改革开放之后，中国共产党制定一系列发展经济、教育和社会的决策，营造了经济、教育和社会发展良好的环境。然而，在总体良好的环境下，物质文明与精神文明建设不平衡，人们道德水准在逐渐走低；教育一味追求高升学率而忽略学生基本素质的提高，包括学生的体质；社会过分追求

---

〔1〕 雷蒙德·A·诺伊，等著. 刘昕，译. 人力资源管理获得竞争优势［M］. 北京：中国人民大学出版社，2005，10.

经济效益，扭曲了社会的价值观和道德观，造成社会矛盾日益突出等。这些不良的经济、教育和社会环境都通过不同途径渗透到体育政策执行的每一个环节，最终影响体育政策的执行效果。

管理环境的变化对体育政策执行力的影响。针对学生体质问题，周恩来总理早在 1951 年就明确提出，要求学生每天参加体育活动一小时至一个半小时为原则，到 2011 年 7 月教育部的《〈切实保证中小学生每天一小时校园体育活动的规定〉的通知》，其目的都是为了保证学生参与体育锻炼的时间，改善学生体质状况。关于"学生每天一小时体育锻炼"的要求，不知被强调多少次，尽管强调力度越来越大，但最终很难取得成效，其原因很多也很复杂，但与管理环境的变化是不无关系的。权变管理理论告诉我们，管理环境变化的特点制约和影响管理活动的内容和进行。因此，体育政策执行外部环境的变化要求管理的内容、方式、方法、手段等随之作出相应的调整，以利用有利机会，趋利避害，更好地实施管理，以实现体育政策执行效力。

三、体育政策执行力对学生体质下降的影响

从影响体育政策执行力的因素分析可知，个人执行力、部门执行力、执行资源与环境、执行效力是影响体育政策执行力的内部因素，政治、经济、教育和社会环境是影响体育政策执行力的外部因素。这些因素共同作用于体育政策的执行过程，导致体育政策执行力不力，最终影响学生体质的下降。

（一）个人执行力对学生体质下降的影响

个人执行力是落实体育政策的前提条件，是体育政策得以实施最基本的能力。个人执行力中的个人主要包括主管体育教育各级部门行政人员、学校校长和体育教师。笔者通过走访和电话的形式，了解主管体育教育各级部门中的个人对解决学生体质下降的政策的态度和想法，解读其中的原由。对主管体育教育各级部门的行政人员而言，他

们大多整天忙于琐碎的应酬，对待上级的文件或下级的汇报一般只能做到上传下达的职责。当笔者谈到谁为学生体质下降承担责任时，他们往往都抱有即便上级把学生体质下降的责任这个板子打下来，也不会打到自己身上的心态。这种应付或敷衍了事的做法，什么政策都难以奏效。对校长而言，落实体育各项政策远不如抓学校的升学率带来的实惠，加之对体育理解的偏见和对学生体质下降严重性认识不足，司空见惯于一些只要能应付检查的文件。至于体育教师，由于学校体育相对被边缘化，体育教师普遍存在文化素养不高以及后期的培训不足，所以工作积极性不高、主动性不足，即使是保证学生体育锻炼最基本的体育课也成了"放羊""放鹰"课了。其状况时至今日依然令人担忧！在这样一种状况下，解决学生体质下降的体育政策虽没有被束之高阁，但其可被执行的效力已经大打折扣了。

（二）部门执行力对学生体质下降的影响

部门执行力是部门对个人执行力实施有效组织管理的综合能力。部门执行力关键是组织管理和领导能力，它不仅对体育政策起到贯彻执行的作用，也起到对体育政策执行效果反馈和监督的作用。

近些年各级主管体育教育的领导在大会小会上的发言、相关的政策文件一直强调，要认真落实学生每天一小时体育活动的要求，改善和增强学生体质的必要性、紧迫性。然而，学生体质状况依然堪忧。这与学校体育工作的执行力有关系，也与主管体育教育各级部门的组织领导有关。

学校的生存发展不在于体育的好坏，而在于升学率和地区排名，这样的现实使校长有理由不重视学校体育，其结果是体育在学校教育中被边缘化，体育教师待遇不高，很少有进修和培训的机会，体育经费和体育场地不足。最终影响到体育教师工作责任心和积极性。对各级主管体育教育的行政部门而言，他们把学生体质问题的责任推给校长不重视体育，推给体育教师不好好上体育课，推给应试教育制度的弊端和学生生活方式的不健康等方面。基于这样的体育政策执行现状，无怪乎落实学生体质的体育政策都成了一张张空头文件。每年一月份正是各学校提交《国家学生体质健康标准》数据的时候，面对这些下有对策的"数据"，即使公布于众，怎能让社会、家长放心！

（三）执行资源与环境对学生体质下降的影响

从前面的分析可知，影响体育政策执行的资源包括物力资源、财力资源、人力资源和精神资源。随着我国政治、经济和文化教育的发展，物力、财力和人力资源基本充足，而精神资源相对不足，即各级部门的管理者和体育教师对学生体质下降问题的严重性、危害性和紧迫性认识不够，缺少责任心和精神动力。

充足的执行资源只有在良好的执行环境中才能相得益彰。就体育政策执行而言，在具备良好的物力资源环境、财力资源环境和人力资源环境中，执行资源的内部文化环境也显得尤为重要。这些年来，国家在物质文明和精神文明建设上，过多重视物质文明建设，致使社会中过分追求经济效应和指标，忽视社会文化建设。体现在体育政策执行过程中，工作不是注重实质内容，而更多流于形式；工作不是积极义务奉献，而更多讲究索取回报；遇事不是主动承担责任，而更多是相互推诿和扯皮。在这样的体育政策执行环境中，学生体质下降问题最终难以解决。

学生体质问题事关国家安全、民族强种和家庭幸福。它不因经济发达和社会的富足而得以改善，而需要以人为本的精神和社会的文化建设为依托，创造更丰富的精神资源和良好的文化环境。在对待学生体质问题的体育政策执行内部环境中，需要多一点关切，少一些淡漠；需要多一点责任，少一些推诿；需要多一点实效，少一些形式。只有这样，才能更好地利用体育政策执行资源和环境，真正把学生体质下降问题解决。

（四）执行效力对学生体质下降的影响

"中共中央［2007］7号文件"明确指出："通过5年左右的时间，

使我国青少年普遍达到国家体质健康的基本要求，耐力、力量、速度等体能素质明显提高，营养不良、肥胖和近视的发生率明显下降。"为了实现其目标，"中共中央［2007］7号文件"还专门提出了17条措施。然而，2010年全国学生体质与健康调研结果几经粉饰和遮遮掩掩终于在2011年9月公布："中小学生肺活量出现上升拐点；身体素质下滑趋势开始得到遏制；视力不良检出率继续上升，并出现低龄化倾向；肥胖检出率继续增加。"这与"中共中央［2007］7号文件"中的目标相差甚远。可以预期认为，"中共中央［2007］7号文件"中的5年目标根本不可能实现，即主管体育教育的行政部门没有取得既定的执行效力。这也许是2010年全国学生体质与健康调研结果公布一拖再拖的缘故吧！

迄今为止，"中共中央［2007］7号文件"是针对性最强，规格最高，力度最大，专门针对学生体质下降问题所制定的政策文件，是被看作扭转学生体质下降的契机，北京体育大学副校长、体质专家邢文华把它称作解决学生体质下降的"尚方宝剑"。5年过去了，学生绝大多数体质指标还不及1985年的水平，肥胖和近视率增长幅度越来越大。我们不禁要问，"中共中央［2007］7号文件"的执行效力在哪？如果说这样的体育政策文件都难以取得执行效果的话，又能有什么样的政策文件能奏效？

2011年7月8日，教育部印发了《〈切实保证中小学生每天一小时校园体育活动的规定〉的通知》，并严格要求："中小学校要将学生参与校园体育活动的情况纳入学生综合素质评价体系，教育行政部门和中小学校要将组织开展中小学生每天一小时校园体育活动情况作为年度考核重要指标，并与业绩考评、评先评优直接挂钩。凡没有认真执行本规定的，在各种评先评优活动中实行'一票否决'。"为此我们期待着学生体质由此转机。但该规定实施之后不久，2011年11月24日，人民网—人民日报记者通过调查后载文"增强青少年体质重在落实，体育与智育较劲恐难赢"[1]于《人民日报》，分析该项规定的执行难度。安徽《合肥晚报》、人民网·天津视窗也发表类似文章。这预示着，"一票否决"制的政策与"中共中央［2007］7号文件"同样面临尴尬的执行效果。

本章小结

正确的政策，需要正确有效地执行，体育政策也一样。从1949年新中国成立至今，经过60多年的建设，体育各级组织逐渐趋于完善，各项体育制度法规逐步健全，这些都为体育政策的执行提供了保障。然而，就学生体质下降问题而言，有令不行，行而无果现象突显严重。一条关于"学生每天一小时体育活动"的体育制度，从1951年周恩来总理明确提出至今，被强调的次数之多，频率之高，是其他制度所罕见的，而其收效甚微。这固然与体育政策执行力的外部管理环境变化有关，主要与个人与部门执行力、执行资源与内部环境以及执行效力有关，其表现为个人缺乏责任心和精神动力，部门缺乏组织凝聚力、竞争力和办事效率，执行资源不能得到有效利用和缺少内部文化环境，所以其执行效力难以达到预期效果。鉴于以上体育政策执行的内、外部各种权变管理因素的影响，导致体育政策执行力不力，最终使学生体质下降问题得不到有效遏止。

---

[1]　http：//sports. sohu. com/20111124/n326734721. shtml.

第六章　结论和建议

第一节　结　论

一、本研究通过对我国中小学生主要体质指标进行定量、纵向比较研究分析认为：1985—2014 年我国中小学生的肺活量、速度、力量、爆发力、耐力、视力以及超重和肥胖等体质指标，除学生肺活量、速度 50 米和女生仰卧起坐体质指标下降放缓略有回升迹象外，从整体上，皆呈现下降趋势，其中反映学生的耐力、力量素质指标和反映学生健康指标呈严重下降趋势，更为突出的是学生视力不良检出率不断攀升，且向低龄化发展。

二、学生的身体素质和机能体质指标，1985—1995 年呈上升趋势，1995—2014 年呈下降趋势。通过各种影响因素分析认为：经济发展，学生营养逐步改善和快节奏的生活方式尚未形成；学校重视体质教育和业余体育训练，受改革开放政策鼓舞的体育教师积极性很高；第一代独生子女刚刚步入社会走进学校，应试教育激烈竞争程度还不高，学生学习压力还不大；自发性群众体育活动开展比较好等各种因素相互叠加，形成正面的耦合效应，促进学生体质健康。1995 年之后各种因素相互叠加，形成负面的耦合效应，影响学生体质健康。

三、影响学生体质的教育因素中，体育教师是人的因素，具有很强的能动性，对执行体育教学大纲，开展体育教学，降低学校体育安全风险和减轻学生因应试教育带来的负担起着重要的积极作用。而体育教学大纲、体育教学质量、学校体育安全问题、应试教育对体育教师分别起着：指导其开展体育教学，衡量并督促其体育工作成效，影响其开展体育教学的心理且阻碍其能动性的发挥，边缘化了其在学校教育中的地位。这些教育因素相互影响、相互制约，共同作用于学生体质，影响学生体质健康。

四、发展经济、提高生活质量是世界经济发展大趋势下中国人民的强烈诉求。经济快速发展，使学生获得更加充足的营养，出现超重和肥胖现象，也加速生活方式的变迁，形成快节奏的生活方式，影响其体质健康。实行独生子女政策是解决经济发展与人口增长之间的矛盾，而经济发展和独生子女政策也产生一定的负面效应：为不良的生活方式提供了条件和营造了环境，不健康的饮食环境和观念，家庭、学校、社会体质教育的困境等。这些不良的因素相互作用，形成叠加效应，加剧对学生体质的影响。

五、改革开放30多年来，经济建设取得巨大成就和社会精神文化建设相对缺失，社会形成过分追求经济效应，形成急功近利等不良社会氛围，不同程度地扭曲了社会的价值观、人才观、教育观和道德观，这些影响从不同内容、不同层面折射到学校、家庭和社会教育中，加剧学生的学习、升学和就业压力；折射到体育管理环境中，产生有令不行，行而无果的尴尬现状。最终导致学生体质下降，到了难以扭转的困局。

第二节　建　议

一、学生体质关系民族强盛、国家未来，它不仅需要全社会的关注，更需要国家从更高的决策出发，把解决学生体质问题上升到国家战略高度，调动政府的、社会的更多资源和力量来解决学生体质下降问题，为国家发展、民族强盛奠定坚实的素质基础。

二、尽快建立教育行政领导问责制。针对学生体质教育的责任，要求各级教育行政领导认真负责所属行政部门和下级主要负责人在所管辖的部门和工作范围内正确履行法定职责，对于故意或者过失贻误行政工作和影响行政秩序和行政效率的，并且对学生体质问题造成不良影响和后果的行为，要进行内部监督和责任追究。

三、建立家庭、学校、社会三位一体的全民健身体系。基于我国目前经济发展水平和学生的体质现状，建立家庭、学校、社会三位一体的全民健身体系势在必行。通过成立家庭、学校、社会三位一体的全民健身体系的组织，加强组织管理；建设更多社会体育健身场所，促成公共体育场馆免费开放，大力发展社区体育；加强家庭、学校、社会体质教育宣传等手段，真正建设具有中国特色的全民健身体系，践行全民健身国家战略。

四、建议制定《国家青少年学生体能干预标准》，针对我国青少年学生几项主要体能指标的现状以及《国家学生体质健康标准》实施过程中存在的问题，促进学生有针对性地进行身体素质锻炼，定期进行测试，作为强制性国家标准在全国推行，同时建议对测试结果要及时向社会发布，避免出现监测结果公布严重滞后性。

五、加强社会文化建设，特别是制度文化和精神文化建设。改革开放30多年来，物质文化建设取得令世界震惊的成就，制度文化和精神文化建设相对薄弱。因此，解决学生体质问题，不仅仅是上好一节体育课的事，而应该将其上升到体育制度文化建设和精神文化建设的高度，才能真正有效地把学生体质下降问题从根本上解决。

六、构建学校道德体系，加强校长、体育教师的师德建设，提高他们对学生体质教育重要性的认识，增强他们的责任心、使命感。同时密切联系家庭体质教育、社会体质教育，建立学校、家庭、社会体质教育网络，实现全社会关注学生体质教育。

七、鉴于学校体育安全问题已成为制约学校体育正常开展的重要因素，建议尽快制定《校园体育活动安全条例》，对事故预防、事故责任认定、事故处理办法、伤害赔偿和保险机制等作出明确、可行的规定。

八、建议尽快把体育列为高考科目。鉴于重智轻体应试教育对学生学习、升学和就业压力的危害性，建议尽快把体育列为高考科目，强化学校、家庭和社会对体育教育的重视，积极干预学生参与体育锻炼，培养学生对体育的兴趣，自觉养成体育锻炼的习惯。

后　记

　　19 年前，我满怀信心从母校毕业步入社会，迎着朝阳，构筑一个个美丽的梦想……11 年后，我又满怀期待回到了母校，再次成为北体人，内心感到无比的欣怀和自豪，因为母校能给我更多的关怀、温暖和营养。

　　光阴荏苒，一转眼博士毕业 5 年了。忆往昔苦读求学经历，最难忘就是我的博士生导师史康成先生，他为人慈善、待人谦和、学养深厚、治学严谨，恩师的谆谆教诲依然清晰萦绕在耳际。在我 3 年的博士学业中，先生对我的关心、帮助、教诲，每每让学生感激涕零。尤其是在我撰写博士论文期间，先生从学生论文的选题到论文思路构建，他都悉心加以指导。在我论文提交之前，先生不厌其烦地帮学生审第一稿，第二稿……不断提出中肯的修改意见。当我把论文第四稿提交给先生时，正值先生参加全国政协会议，无论他参政议政多么忙碌，先生依然抽出休息时间，耐心地帮学生字斟句酌地修改，提些细节的建议。这种无声的教育和细致入微的关爱，让学生刻骨铭心；对先生的教诲之恩、崇敬之情，让学生无法表达！

　　在我的生命中，要感谢的恩师很多，但最该感谢的是我本科导师卢元镇先生，先生家学渊源，学养深厚，为人刚正不阿，是体育界出了名的敢说真话的人。从 1996 年拜师门下，至今已有 21 年，这些年中先生对学生的关爱是全方位的，从学生的学业到家庭，从学生的教育教学到学术研究方向，从学生对社会的思考到洞察社会能力的提升，先生无不关心，悉心指导，提出宝贵意见。特别在学生博士论文选题、撰写论文期间，先生给了许多有价值的建议，遗憾的是学生才疏学浅，在很多问题方面无法细究深挖。在学生拙作即将付梓之时，先生乐意为该文作序，着实让学生感动！

在我的学业中，我要特别感谢 王占春 、 王则珊 、孙汉州、邢文华、任海、赖天德、周登嵩、熊晓正、黄亚玲、毛志雄、张一民、刘昕、陶明林等先生对学生学业的指导，正是你们的关心、帮助和教诲，才让学生不断成长。也要感谢教过我的所有老师，学生在此一并深表谢意！

衷心感谢师妹邹新娴、王玉珍，师弟白旭盛在我学业过程中提供的帮助，感谢所有帮助过我的领导、同事、朋友和2009级博士班的兄弟姐妹们。

最后，我也要感谢我的家人，特别是我的爱人刘晓跃和女儿贝贝，正是你们无私的奉献，才让我全身心地投入到学业中。

论文出版得到了首都体育学院休闲与社会体育学院院长董杰先生和休闲体育教研室主任刘平江先生等的关心和鼎力支持，在此一并鞠躬致谢。

2017 年 5 月 6 日

主要参考文献

[1]李晋裕,滕子敬,李永亮.学校体育史[M].海口:海南出版社,2000.

[2]陈至立.切实加强学校体育工作 促进广大青少年全面健康成长[R].在全国学校体育工作会议上的讲话,2006 - 12 - 23.

[3]中共中央国务院.关于加强青少年体育增强青少年体质的意见[R],2007 - 05 - 07.

[4]卢元镇.当今学校体育中的几个理论与实践问题[J].吉林体育学院学报,2009(5)1 - 6.

[5]刘延东.在迎奥运全国亿万学生阳光体育运动推进会上的讲话[R],2008 - 05 - 08.

[6]教育部.2010 年全国学生体质与健康调查结果[R],2011 - 09 - 02.

[7]刘国洪.体育锻炼与体质[J].广西梧州师范高等专科学校学报[J],2005,21(3):65.

[8]中国国民体质监测系统课题组,国家体育总局科教司主编.中国国民体质监测系统的研究[M],北京:北京体育大学出版社.2008,8(27).

[9]匡调元.人体体质学[M].上海:上海中医学院出版社,1991.

[10]王琦.中医体质学[M].北京:中国医药科技出版社,1995.

[11]林静,王建雄.美国体质研究发展的若干问题讨论[J].天津体育学院学报,1997,9(3).

[12]薛玉佩.欧盟国家增进学生体质健康的举措及其启示[J].中国校外教育,2010,8.

[13]吴萍.中外国民体质研究的历史、现状及展望[J].沈阳体育学院学报,2009,6.

[14]刘励.儿童青少年体质健康的综合评价及其影响因素研究[D].华中科技

大学,博士论文,2009.

[15]刘星亮.健康概论[M].武汉:中国地质大学出版社,2010,6.

[16]于可红,母顺碧.中国、美国、日本体育研究比较[J],体育科学,2004,7.

[17]吴萍.中外国民体质研究的历史、现状及展望[J].沈阳体育学院学报,2009,6.

[18]于道中.中国体质研究工作发展概况[J].体育科学,1995,15(3):43).

[19]谭晖.运动控制体重对肥胖儿童血压的影响[J].中国公共卫生学报,1998,17(2):84-85.

[20]中国学生体质与健康研究组.1985年中国学生体质与健康研究[M].北京:人民教育出版社,1988:466-476.

[21]季成叶,林婉生,等.超重、肥胖对青少年心肺功能的影响[J].中国运动医学杂志,1994,13(3):157-161.

[22]中国科学技术情报研究所.科学技术成果报告[M].北京:科学技术文献出版,1982.

[23]中国学生体质与健康研究组.1985年中国学生体质与健康研究[M].北京:人民教育出版社,1988:116-143.

[24]叶广俊.现代儿童少年卫生学[M].北京:人民卫生出版社,1999:16-29.

[25]中国科学技术情报研究所.科学技术成果报告[M].北京:科学技术文献出版,1982:51-53.

[26]季成叶.中国高身材青少年的地域分布特点[J].体育科学,2000,20(1):89-92.

[27]林婉生.中国青年生长发育环境的差异分析[J].人类学学报,1990,9(2):152-159.

[28]中国科学技术情报研究所.科学技术成果报告[M].北京:科学技术文献出版,1982:43.

[29]林婉生,等.中国汉族儿童生长的长期趋势.人类学学报,1989,8(4):354-366.

[30]季成叶.中国青少儿生长长期变化和干预建议[J].中国公共卫生,2002,18(6):641-642.

[31]季成叶.中国青少儿生长发育现状及趋势和干预建议[J].中国学校卫生,2003,24(1).

[32]季成叶.中国青少年生长变化存在的问题和干预措施[J].生物学通报,

2003(5):13 – 15.

[33]季成叶.注意生长长期变化的双面效应[J].中华预防医学杂志,2005,36 (2):75 – 76.

[34]欧阳梅.我国农村青少年生长发育21年追踪研究[J].山东体育科技, 2006,28(1):53 – 56.

[35]欧阳梅.城市青少年生长发育21年动态[J].辽宁体育科技,2006,28 (1):22 – 24.

[36]赵德才,等.2004年15个省区汉族学生的运动素质发育状况[J].中华预 防医学杂,2005,39(6):385 – 387.

[37]季成叶,孙军玲,等.中国学龄儿童青少年1985—2000年超重、肥胖流行 趋势动态分析[J].中华预防医学杂志,1995,29(6):103 – 108.

[38]季成叶.儿童肥胖流行和肥胖的易感环境[J].中国学校卫生,2006,27 (6):464 – 468.

[39]朱建芳,梁黎,等.中重度肥胖青少年的并发症[J].实用儿科临床杂志, 2006(19):1320.

[40]中国学生体质与健康研究组.中国学生体质与健康调研报告[M].长春: 吉林科学技术出版社,1996:76 – 87.

[41]陈至立.切实加强学校体育工作促进广大青少年全面健康成长[R].2006 – 12 – 23.

[42]王书彦.学校体育政策执行力及其评价指标体系实证研究[D].福建师范 大学,博士论文,2009.

[43]刘能.也谈关于学生体质素质持续下降的原因与对策[J].体育师友, 2008,8.

[44]陈玮君.从青少年学生体质健康水平持续下降透析学校体育现状[J].体 育科技文献通报,2009,6.

[45]王占春.也谈"学生体质下降该怪谁"[J].中国学校体育,2006,6.

[46]卢元镇.当今学校体育中的几个理论与实践问题[J].吉林体育学院学 报,2009,5.

[47]刘海元.学生体质健康水平下降原因及解决对策[J].体育学刊,2008,1.

[48]陈艳飞,等.再论学生体质健康状况持续下降的原因及对策[J].广州体 育学院学报,2008,9.

[49]黄平波,等.学校体育变异现象对学生体质持续下降的影响[J].凯里学

院学报,2008,6.

[50]何志文,陈玮君. 对青少年学生体质健康状况下降的思考[J]. 体育科技文献通报,2008,6.

[51]侯乐荣,等. 我国中小学学生体质健康状况影响因素分析[J],四川体育科学,2009,12(4).

[52]李永亮. 中小学学生体质下降的七大原因及五项对策[J],人民教育,2007(7):10-12.

[53]陈智寿. 学生体质健康状态与体育课程改革成果的反差[J]. 体育学刊,2002,9(7):8-10.

[54]柯梓忠. 警惕课改误区,提高学生体质[J]. 中国教育研究论丛,541-543.

[55]姚大林. 我国学生体质健康状况下降的社会学研究[J]. 哈尔滨体育学院学报,2009,2.

[56]姚武,姚兴. 学生体质下降的社会因素分析[J]. 体育科研,2008,3.

[57]邱宾. 影响赣西地区中小学生体质健康的因素及对策研究[J]. 宜春学院学报,2008,8(4).

[58]罗光荣,等. 中小学学生体质与健康的影响因素研究[J]. 体育科技文献通报,2009,8(8).

[59]教育部,等. 关于进一步加强学校体育工作切实提高学生健康素质的意见,2006-12-20.

[60]教育部,国家体育总局,等. 关于开展全国亿万学生阳光体育运动的决定,2006-12-20.

[61]杜翠娟,宋秦. 让体育融入生活[J]. 中国学校体育,2008,9.

[62]卢元镇. 中国体育文化忧思录[M]. 北京:北京体育大学出版社,2007.

[63]王则珊,等. 中国学校体育改革新思索[M]. 北京:人民体育出版社,2007.

[64]郭卫,等. 西北五省学生体质下降相关问题的调查研究[J]. 成都体育学院学报,2009,4.

[65]侯乐荣,等. 我国中学生体质健康状况影响因素分析[J]. 四川体育科学,2009,12(4).

[66]陈雁飞. 我国学生体能下降原因及对策研究[J]. 天津体育学院学报,2005,4(82-84).

[67]牛雪松. 辽宁省部分学生耐力素质下降的因素与对策[J]. 哈尔滨体育学院学报,2006,1.

[68]刘海元.学生体质健康水平下降原因及解决对策[J].体育学刊,2008,1.

[69]惠志东.学生体质下降的原因和对策[J].中国学校体育,2006,2.

[70]何志文,陈玮君.青少年学生体质健康水平下降的原因与对策[J].体育科技文献通报,2008.4.

[71]马思远,等.提高中小学学生每天一小时体育锻炼效益研究[J].北京体育大学学报,2010(8):108-110.

[71]张德荣.体育教学实施对中学生心理异常干预的实验研究[D].东北师范大学,硕士论文,2007.

[73]巫国贵.不同教学内容对学生体质影响的实验研究[D].北京体育大学,硕士论文,2007.

[74]王国志.武术运动对少年儿童体质影响的实验研究[D].苏州大学,硕士论文,2001.

[75]杨则宜.学生体质状况及其运动和营养干预[J].体育科研,2006,6.

[76]常进全,等.学生体质健康突出问题干预性研究[J].吉林省教育学院学报,2010,2.

[77](法)卡泽纳弗著.社会学十大概念[M].上海:上海人民出版社,2011.6.

[78]中国学生体质与健康调研组.1985年中国学生体质与健康研究[M].北京:人民教育出版社,1987:185.

[79]教育部、国家体育总局档案资料.

[80]国家教委体育司.学校体育卫生工作文件选编[G].沈阳:辽宁大学出版社,1988:41.

[81]林可,等.我国体育师资队伍四十年发展战备[J].浙江体育科学,1990(4).

[82]吕型伟.上海普通教育史[M].上海:上海教育出版社,1994:290.

[83]何沁.中华人民共和国史[M].北京:高等教育出版社,1997:306.

[84]蒋南翔.在全国学校体育卫生工作经验交流会议上的讲话[R],1979-5-22.

[85]国家教委体育司.学校体育卫生工作文件选编[G].沈阳:辽宁大学出版社,1988:81.

[86]何东昌.中华人民共和国重要教育文献[M].海口:海南出版社,1998:2333.

[87]政协全国委员会办公厅文件.关于加强我国青少年和学校体育工作的建

议[R],2009 - 12 - 05.

[88]周登嵩.新世纪我国学校体育改革与发展研究综览[J].首都体育学院学报,2005(5):1 - 7.

[89]季浏,等.我国新一轮基础教育体育课程改革10年回顾[J].上海体育学院学报,2011(3):77.

[90]何东昌.中华人民共和国重要教育文献[M].海口:海南出版社,1998:1205.

[91]人民日报社论.社会主义体育事业大跃进[N].新体育,1958(6):3.

[92]国家体委群体司.《国家体育锻炼标准》手册[G].北京:人民体育出版社,1982:66.

[93]国家体育总局政策法规司编.体育事业"十二五"规划文件资料汇编[G].北京:人民体育出版社,2011:478.

[94]杨桦.增强青少年体质刻不容缓[R].政协全国委员会教科文卫体委员会报告,2011.10.

[95]国家体育总局政策法规司编.体育事业"十二五"规划文件资料汇编[G].北京:人民体育出版社,2011:478.

[96]http://www.labournews.com.cn/ldbzb/ldbzgz/liluntansuo/49779.shtml.

[97]卢元镇.中国体育文化忧思录[M].北京:北京体育大学出版社,2007:136 ~ 137.

[98]中国学生体质与健康研究组编.2005年中国学生体质与健康研究报告[R].北京:高等教育出版社,2008.

[99]郝克明.中国独生子女群体实证研究[M].广州:广东教育出版社,2010:7.

[100]蒋建华,赵学敏.2005教育中国[M].广州:广东教育出版社,2006:127 - 140.

[101]孟紫强.生活方式与健康[M].北京:科学普及出版社,2009.

[102]刘梅英,等.体育强国视域下我国群众体育发展对策探索[J].武汉体育学院学报,2009,43(7):9 - 13.

[103]刘云章.生活方式与健康[M].北京:中国社会出版社,2008.

[104]伟大的十年[G].上海:上海人民出版社,1960:19.

[105]中华人民共和国统计局编.我国的国民经济建设和人民生活[G].北京:统计出版社,1958.

[106]唐秀云.20世纪中国社会生活方式现代化问题研究[D].东北师范大学,博士论文,2006.

[107]邓小平会见新加坡第一副总理吴作栋时的谈话[N],人民日报,1987.5.30.

[108]香港科讯国际出版有限公司.生活方式[M].广州:广东经济出版社,2006.1.

[109]中华人民共和国国家统计局编.中国统计年鉴(1949-2009)[G].北京:中国统计出版社,2009..

[110]http://sz.centanet.com/html/2011-10/2011-10-10-10-49.html.

[111]汤兆云.当代中国人口政策研究[M].北京:知识产权出版社,2005:142.

[112]田雪原.中国人口政策六十年[M].北京:社会科学文献出版社,2009.9.

[113]彭进.人口与人力资源概论[M].北京:中国劳动社会保障出版社,2005.9.

[114]郝克明.中国独生子女群体实证研究[M].广州:广东教育出版社,2010:38.

[115]风笑天.独生子女政策对青少年教育的影响[J].探索与争鸣,2003(3).

[116]http://www.9icn.org/shehui/w/2011/1130/93279.html.

[117]卢元镇.中国体育社会学评说[M].北京:北京体育大学出版社,2003:444.

[118]冯磊.基础营养学[M].杭州:浙江大学出版社,2005.10.

[119]蔡美琴.公共营养学[M].北京:中国中医药出版社,2006.10.

[120]于葆.体质与营养[J].沈阳体育学院学报,1989(4).36.

[121]杨力.人体营养调节[M].北京:中国华侨出版社,2008.10.

[122](美)贝纳多特著.安江红,等译.高级运动营养学[M].北京:人民体育出版社,2011.10.

[123]段桂华.运动营养学[M].北京:新星出版社,2005(8):14-85.

[124]赵法伋.儿童饮食营养与健康(第3版)[M].北京:金盾出版社,2009.3.

[125]雷蒙德·A·诺伊,等著.刘昕,译.人力资源管理获得竞争优势[M].北京:中国人民大学出版社,2005.10.

[126]张迎修.中国27省市汉族儿童青少年近十年身高发育趋势[J].现代预防医学,2000,27.

[127]吴秀琴.改革开放后汉族学生生长发育长期趋势的比较[J].福建师范

大学学报,2006,28(7):104 – 108.

[128]http://baike. baidu. com/view/295908. html.

[129]陈亮,等. 全国城市儿童青少年生长发育趋势的研究[J]. 广州体育学院学报,2006,26.

[130]张玉清,等. 中国汉族学生身体素质的研究[J]. 北京体育师范学院学报,1990,1.

[131]季成叶. 1985—2000 年中国青少年青春期生长变化趋势[J]. 中国生育健康杂志,2003,14(5):271 – 275.

[132]季成叶. 我国学龄儿童青少年血压与超重和肥胖的相关性研究[J]. 中国学校卫生,2006,27(8):652 – 653.

[133]季成叶. 中国血压偏高青少年的地区分布特点和体格发育影响因素分析[J]. 中国学校卫生,1997,18(6):401 – 403.

[134]王忆军,等. 1985 年 28 个城市 18 岁青年身高、体重在坐标图上的分布[J]. 中国学校卫生,1985,16(2):83.

[135]中国学生体质与健康研究组. 1985 年中国学生体质与健康研究[M]. 北京:人民教育出版社,1987:101.

[136]唐锡麟,等. 中国汉族青年身高水平的地域分布[J]. 人类学学报,1994,13(5):143 – 147.

[137]季成叶. 中国矮身材青少年的地域分布及体质健康现状分析[J]. 中国学校卫生,1996,17(1):7 – 9.

[138]宋逸,等. 中国 7～18 岁汉族学生形态发育的横断面调查[J]. 中华预防医学杂志,2006,40.

[139]中国学生体质与健康研究组. 1985 年中国学生体质与健康研究[M]. 北京:人民教育出版社,1988:87 – 92.

[140]中国学生体质与健康研究组. 1985 年中国学生体质与健康研究[M]. 北京:人民教育出版社,1987:80 – 86.

[141]陈志强,吴叶海. 中国汉族学生身高、体重生长发育变化自然增长率的比较研究[J]. 北京体育大学学报,2003, 26(1):61 – 63.

[142]中国学生体质与健康研究组. 中国学生体质与健康调研报告[M]. 长春:吉林科学技术出版社,1996:65 – 66.

[143]中国学生体质与健康研究组. 2000 年中国学生体质与健康调研报告[M]. 北京:高等教育出版社,2002:80 – 83.

[144]胡佩瑾,季成叶.青少年成年身高的长期变化及其影响因素[J].中华预防医学杂志,2005,39(6):421-423.

[145]季成叶.1985—2000年期间中国高身材青少年增长趋势分析[J].体育科学,2005,25(3):33-35.

[146]中国学生体质与健康研究组.2000年中国学生体质与健康调研报告[M].北京:高等教育出版社,2002:78.

[147]中国学生体质与健康研究组.2000年中国学生体质与健康调研报告[M].北京:高等教育出版社,2002:238-246.

[148]全国学生体质健康调研组.2005年全国学生体质与健康调研结果[J].中国学校体育,2006,(10):l6-8.

[149]吴暭晔.家庭在学生体质健康教育中的作用与局限[J].武汉体育学院学报,2005,39(12):91-92.

[150]杨桦.加强青少年体育工作和增强青少年健康体质的几点意见[R].教科文卫体委员会通讯,2010,2.

[151]谢敏,王建军,项立敏.我国中学生体质下降的社会学分析与对策[J].吉林体育学院学报,2007,6.

[152]刘晓军.影响1985—2000年陕西省三地市中小学学生体质健康状况的因素分析[J].北京体育大学学报,2005,11.

[153]贾志平.体育与健康教育对中学生心理健康干预的实验研究[D].北京体育大学,博士论文,2004.

[154] http://sports.sohu.com/20111124/n326734721.shtml.

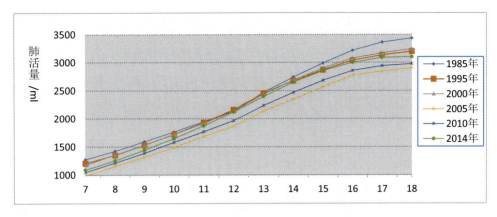

图1 1985—2014年我国学生各年龄组肺活量均值变化（P42）

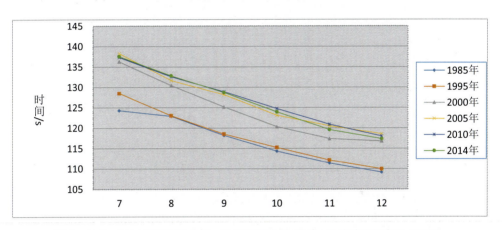

图2 1985—2014年我国学生7～12岁各年龄组50米×8成绩均值变化（P43）

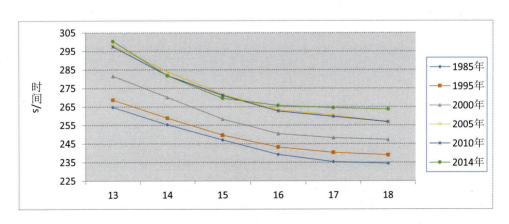

图3 1985—2014年我国男生13～18岁各年龄组1000米成绩均值变化（P43）

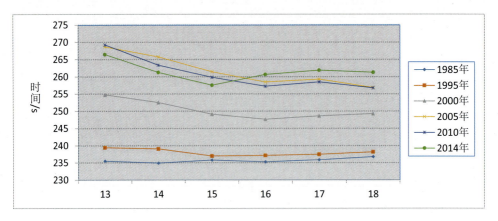

图4　1985—2014年我国女生13～18岁各年龄组800米成绩均值变化（P44）

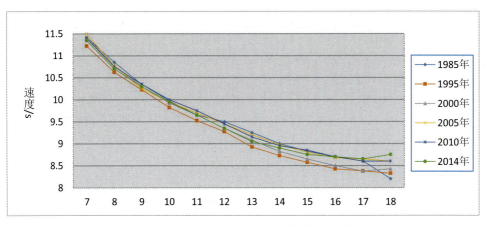

图5　1985—2014年我国学生各年龄组50米成绩均值变化（P45）

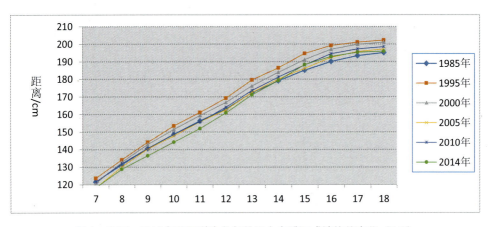

图6　1985—2014年我国学生各年龄组立定跳远成绩均值变化（P45）

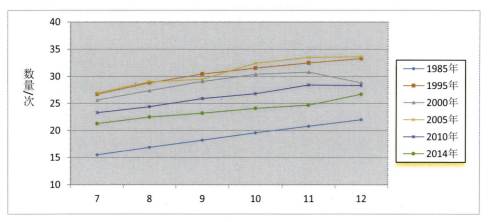

图7 1985—2014 年我国男生 7～12 岁各年龄组斜体向上成绩均值变化（P46）

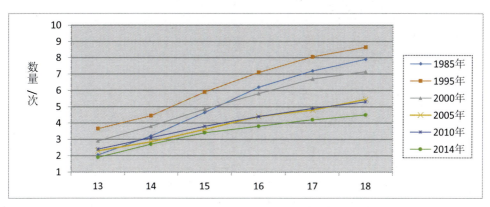

图8 1985—2014 年我国男生 13～18 岁各年龄组引体向上成绩均值变化（P47）

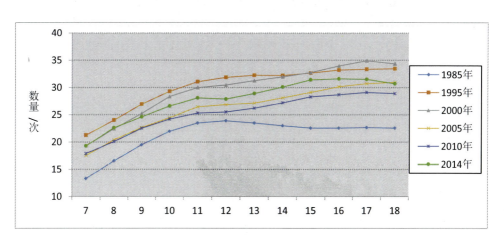

图9 1985—2014 年我国女生各年龄组 1min 仰卧起坐成绩均值变化（P47）

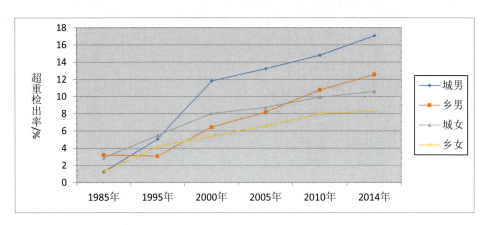

图10　7～18岁我国学生超重检出率的年代变化（P48）

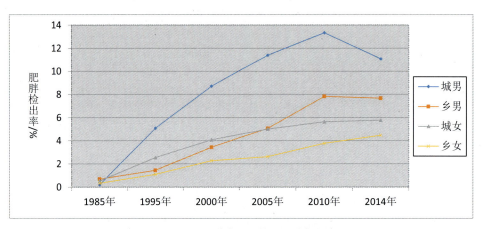

图11　7～18岁我国学生肥胖检出率的年代变化（P49）

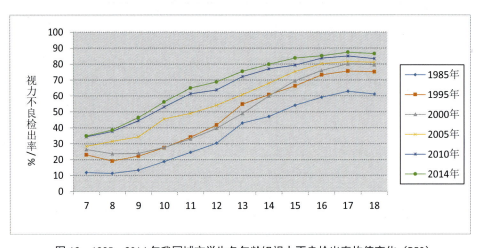

图12　1985—2014年我国城市学生各年龄组视力不良检出率均值变化（P50）

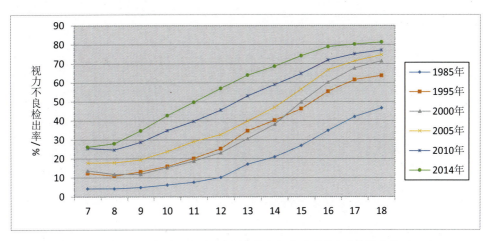

图 13　1985—2014 年我国乡村学生各年龄组视力不良检出率均值变化（P50）

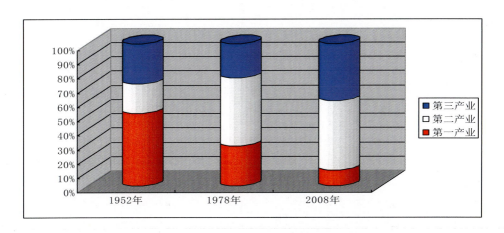

图 14　1952、1978 和 2008 年三次产业结构（P101）

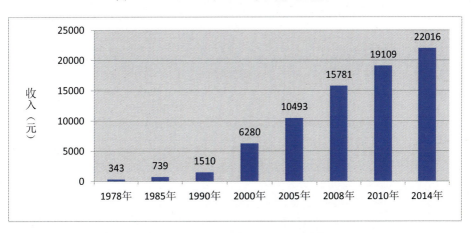

图 15　1978—2014 年城镇居民人均可支配收入（P102）

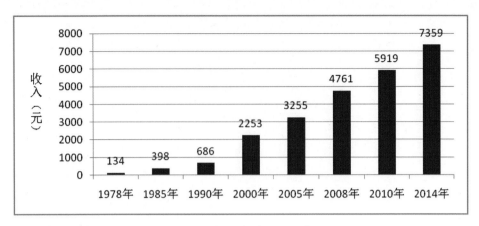

图16　1978—2014年农村居民人均纯收入（P103）

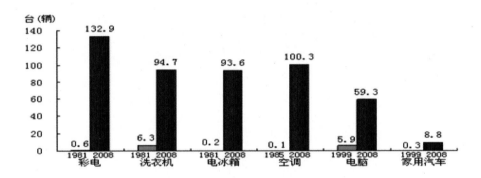

图17　城镇居民每百户拥有耐用消费品变动情况（P103）

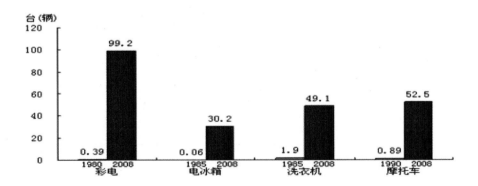

图18　农村居民每百户拥有耐用消费品变动情况（P103）

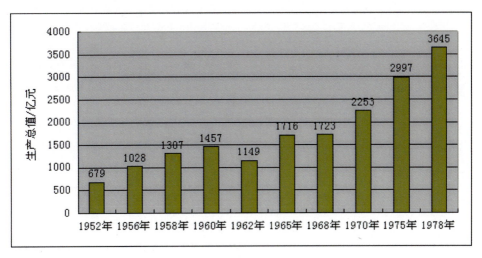

图19 1952—1978年国内生产总值（P118）

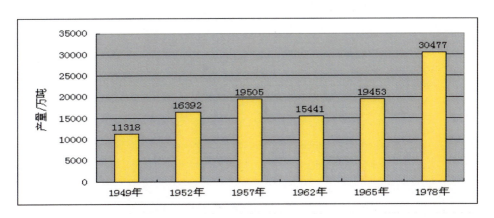

图20 1949—1978年我国粮食产量（P120）

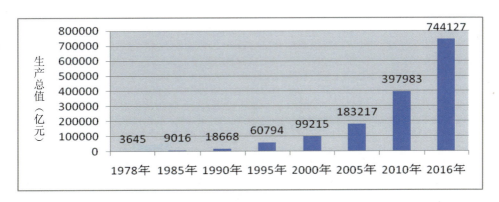

图21 1978—2016年国内生产总值（P121）

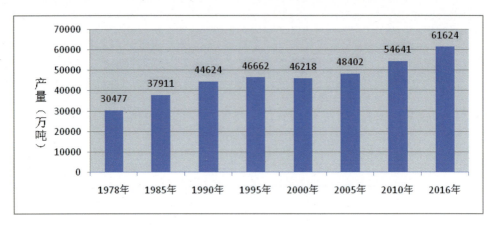

图 22　1978—2010 年我国粮食产量（P122）

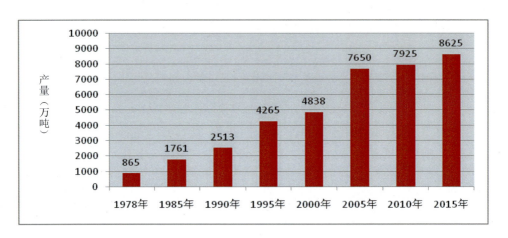

图 23　1978—2015 年我国肉类产量（P123）

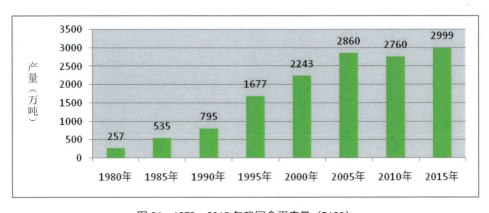

图 24　1978—2015 年我国禽蛋产量（P123）